刘从明 编著

中医经典白话图解

药性赋

白话图解

金盾出版社
JINDUN PUBLISHING HOUSE

图书在版编目（CIP）数据

药性赋白话图解 / 刘从明编著 . —— 北京 : 金盾出版社 , 2024.2
（中医经典白话图解）
ISBN 978-7-5186-1674-9

Ⅰ . ①药… Ⅱ . ①刘… Ⅲ . ①药性歌赋 – 图解 Ⅳ . ① R285.1–64

中国国家版本馆 CIP 数据核字 (2024) 第 030042 号

药性赋白话图解

YAO XING FU BAI HUA TU JIE

刘从明　编著

出版发行：金盾出版社	开　　本：710mm×1000mm　1/16
地　　址：北京市丰台区晓月中路 29 号	印　　张：14
邮政编码：100165	字　　数：150 千字
电　　话：（010）68276683	版　　次：2024 年 2 月第 1 版
（010）68214039	印　　次：2024 年 2 月第 1 次印刷
印刷装订：河北文盛印刷有限公司	印　　数：1～5 000 册
经　　销：新华书店	定　　价：66.00 元

前　言

　　《药性赋》又名《雷公药性赋》《珍珠囊指掌药性赋》，是金元时期的作品，撰者不详。赋是我国古代的一种文体，句式错落有致并追求对偶、对称，语音上要求声律和谐、协调，兼具诗歌、散文的性质。

　　《药性赋》将248种常用中药分为寒、热、温、平四类，用韵语编成赋体，言简意赅，朗朗上口，便于诵读记忆，所以其颇受历代初学中药者的喜爱，是初学中药者的启蒙读物，传沿至今，长盛不衰，现在仍有学习价值。现代初学中药者对中药理解尚有难度，且限于该书的文体，对药物功效的表述较简单，使原本的内容更加难于理解。为了更好地适合现代读者的阅读需要，我们以现代药典为蓝本，并参考历代医家的勘校注释，以便更准确地反映原文主旨、更全面地解读药物功效。

　　本书于每段原文之下，以浅显易懂的文字对其进行白话解读。为便于读者阅读，对难字、冷僻字加注汉语拼音，并对难懂的医学词汇做了通俗易懂的解释。为方便读者对性味归经、功效主治、用量用法、配伍应用、使用禁忌等内容学以致用，还将原著中涉及的药物配以实物照片，使本书更加贴近实用，让读者一看就懂。

鉴于作者水平有限，书中可能存在疏漏、谬误、欠妥之处，恳请读者不吝提出宝贵意见，以便再版时修正。

愿本书能为读者打下坚实的药性理论和应用基本功，为弘扬祖国医学做出应有的贡献。

刘从明

目　录

第二章　　热性药赋

第三章	温性药赋

第四章　　　　　平性药赋

附录

麦冬

养阴生津 润肺止咳

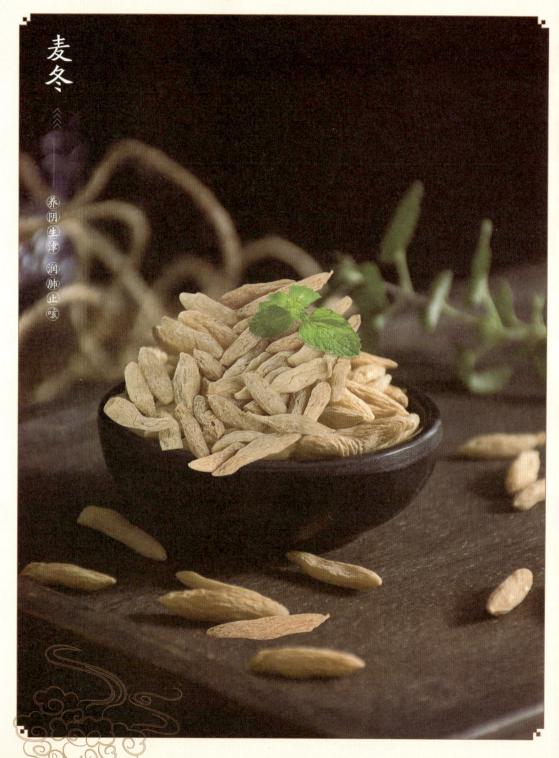

第一章

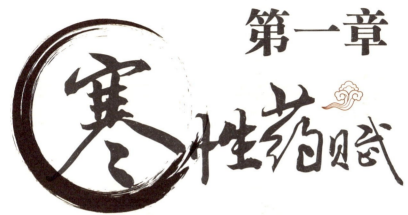

寒性药赋

诸药赋性此类最寒

中药中，以本章所列药物的药性最为寒凉。

犀角（水牛角代）
清热凉血，解毒，定惊

羚羊角
平肝熄风，清肝明目，
散血解毒

泽泻
利水渗湿，泄热化浊

海藻
软坚散结，破气消痰，
利水消肿

菊花
散风清热，平肝明目，
清热解毒

射干
清热解毒，消痰，利咽

薏苡仁
利水渗湿，健脾止泻；
除痹、排脓、解毒散结

藕节
清热生津，凉血止血

瓜蒌子
润肺化痰，滑肠通便

车前子
清热利尿，渗湿止泻，
明目、祛痰

黄柏
清热燥湿，泻火解毒，
除骨蒸

马兜铃
清肺降气，止咳平喘，
清肠消痔

地骨皮
凉血除蒸，清肺降火

薄荷叶（薄荷）
疏风，散热，清头目，透疹

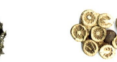
枳壳
破气消积，化痰除痞

枳实
理气宽中，行滞消胀

干葛（葛根）
解肌退热，生津止渴，
透疹，升阳止泻

柴胡
疏散退热，疏肝解郁，
升举阳气

百部
润肺下气，止咳，杀虫灭虱

栀子
泻火除烦，清热利湿，
凉血解毒，外用消肿
止痛

玄参
清热凉血，滋阴降火，
解毒散结

升麻
发表透疹，清热解毒，
升举阳气

腻粉（轻粉）
外用杀虫，攻毒，敛疮；
内服祛痰消积，逐水通便

金箔
镇心，安神，解毒

茵陈

清利湿热，利胆退黄

瞿麦

利尿通淋，破血通经

朴硝（芒硝）

泻热，润燥，软坚

石膏

生用：清热泻火，除烦止渴；
煅用：敛疮生肌，收湿，止血

前胡

降气化痰，散风清热

滑石

利尿通淋，清热解暑

天门冬（天冬）

养阴生津，清热润肺

麦门冬（麦冬）

养阴润肺，益胃生津，
清化除烦

竹茹

清热化痰，除烦止呕

大黄

泻下攻积，清热泻火，凉血解毒，
逐瘀通经，利湿退黄

黄连

清热燥湿，泻火解毒

淫羊藿

补肾阳，强筋骨，祛风湿

茅根（芦根）

凉血止血，清热利尿

石韦

利尿通淋，清肺止咳，
凉血止血

熟地黄

滋阴补血，益精填髓

生地黄

清热凉血，养阴生津

赤芍药（赤芍）

清热凉血，活血祛瘀

白芍药（白芍）

养血敛阴，柔肝止痛，
平抑肝阳

牵牛子

泻水消肿，祛痰涤饮，
杀虫攻积

贯众

清热解毒，驱虫

金铃子

疏肝泄热，行气止痛

萱草根

清热利尿，凉血止血、
解毒消肿

侧柏叶

凉血止血，化痰止咳

香附子（香附）

疏肝解郁，理气宽中，
调经止痛

地肤子

清热利湿，祛风止痒

山豆根

清热解毒，消肿利咽

白鲜皮

清热燥湿，祛风解毒

旋覆花

降气，消痰，行水，
止呕

荆芥

解表散风，透疹

瓜蒌根（瓜蒌）

清热泻火，生津止渴、
消肿排脓

地榆

凉血止血，解毒敛疮

昆布

消痰软坚，消痰软坚

淡竹叶

清热生津，清心除烦

牡丹皮

清热凉血，活血化瘀

知母

清热泻火，滋阴润燥

牡蛎

重镇安神，潜阳补阴

贝母（平贝母）

清热润肺，化痰止咳

桔梗

宣肺，利咽，祛痰，排脓

黄芩

清热燥湿，泻火解毒，
止血，安胎

槐花

凉血止血，清肝泻火

常山

涌吐痰涎，截疟

葶苈子

泻肺平喘，利水消肿

此六十六种药性之寒者也。

【白话解析】以上66种药物，都属于寒性的药物。

犀角（水牛角代）

• 性味归经：
苦，寒。归心、
肝经。

犀角解乎心热

【白话解析】

犀角主清解心经的邪热。

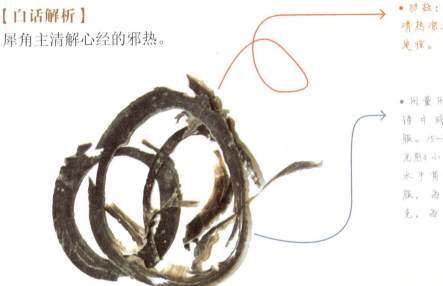

• 功效：
清热凉血，解毒，
定惊。

• 用量用法：
镑片或粗粉煎
服，15~30克，宜
先煎3小时以上。
水牛角浓缩粉冲
服，每次1.5~3
克，每日2次。

脾胃虚寒者忌用。

主治

用于温病高热，神昏谵（zhān）语，发斑发疹，吐血、
衄（nǜ）血，惊风，癫（diān）狂。

配伍应用

温热病热入血分，高热神昏谵语，惊风抽搐： 水牛角浓缩
粉配伍玄参、石膏、羚羊角等，如紫雪（《中国药典》
2000年版）。

血热妄行斑疹、吐衄： 配伍生地黄、赤芍、牡丹皮等，如
清热地黄丸（《现代中成药手册》）。

📝 读书笔记

羚羊角

羚羊清乎肺肝

【白话解析】

羚羊角为赛加羚羊的角。善清肝火和肺热。（现已不用此入方）

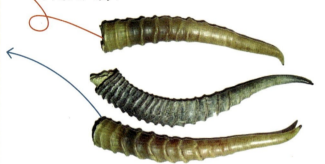

本品性寒，脾虚慢惊者忌用。

主治

用于肝风内动，惊痫抽搐，妊娠子痫，高热惊厥 (jué)，癫痫发狂，头痛眩晕，目赤翳 (yì) 障，温毒发斑，痈 (yōng) 肿疮毒。

配伍应用

热病热邪炽盛之高热、神昏、惊厥抽搐：与钩藤、菊花、白芍、桑叶、生地黄同用，如羚角钩藤汤（《通俗伤寒论》）。

妊娠子痫：与防风、茯神、独活、酸枣仁等配伍，如羚羊角散（《严氏济生方》）。

癫痫、惊悸等：与钩藤、郁金、天竺 (zhú) 黄、朱砂等同用。

肝阳上亢，头晕目眩：与石决明、生地黄、龟甲、菊花等同用，如羚羊角汤（《医醇賸 (shèng) 义》）。

泽泻

- 性味归经:
  甘、淡, 寒。归
  肾、膀胱经。

泽泻利水通淋而补阴不足

【白话解析】

泽泻能利水渗湿、泄热, 可泄肾经的虚火、除膀胱的湿热, 常用于水肿、小便不利、泄泻、淋浊带下及痰饮等症。泽泻通过泻肾经虚火的方式使火退阴足, 达到间接的补阴效果。

- 功效:
  利水渗湿, 泄热
  化浊。

- 用量用法:
  6～10克, 煎服。

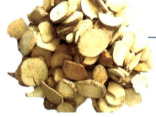

肾虚精滑、无湿热者慎用。

主治

用于小便不利, 水肿胀满, 泄泻尿少, 痰饮眩晕, 热淋涩痛。

配伍应用

水湿停蓄之水肿, 小便不利: 与猪苓、茯苓、桂枝同用, 如五苓散 (《伤寒论》)。

脾胃伤冷, 水谷不分, 泄泻不止: 与苍术、厚朴、陈皮同用, 如胃苓汤 (《丹溪心法》)。

痰饮停聚, 清阳不升之头目昏眩: 与白术同用, 如泽泻汤 (《金匮要略》)。

湿热淋证: 常与木通、车前子等同用; 对肾阴不足, 相火偏亢之遗精、潮热, 则与熟地黄、牡丹皮、山茱萸同用, 如六味地黄丸 (《小儿药证直诀》)。

读书笔记

海藻

- 性味归经：
苦，咸，寒。归
肝、胃、肾经。

- 功效：
软坚散结，破气
消痰，利水消肿。

🌀 **海藻散瘿 (yǐng) 破气而治疝 (shàn) 何难**

【白话解析】

海藻软坚散结，破气消痰，善治瘿瘤肿块，用于治痰气互结的疝气。

- 用量用法：
6～12 克，煎服。

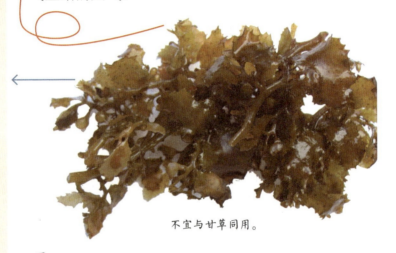

不宜与甘草同用。

📖 **主治**

用于瘿瘤，瘰疬 (luǒ lì)，睾丸肿痛，痰饮水肿。

瘰疬：淋巴结核。

🍶 **配伍应用**

瘿瘤： 常与贝母、昆布等同用，如海藻玉壶汤（《外科正宗》）。

瘰疬： 常与玄参、夏枯草、连翘等同用，如内消瘰疬丸（《疡医大全》）。

睾丸肿胀疼痛： 配伍昆布、橘核、川楝 (liàn) 子等，如橘核丸（《重订严氏济生方》）。

菊花

● 性味归经：
辛、甘、苦，微寒。归肺、肝经。

🌀 闻之菊花能明目清头风

【白话解析】

菊花有平肝明目、清头面风热的作用。

● 功效：
散风清热，平肝明目，清热解毒。

● 用量用法：
10 ~ 15 克，煎服。黄菊花、杭菊花均为黄色之菊花，生用，疏散风热、清热解毒作用较好；白菊花、甘菊花、滁菊花均为白色之菊花，生用，平肝作用较好。

气虚胃寒、食少泄泻的患者慎服。

📖 主治

用于风热感冒，头痛眩晕，目赤肿痛，眼目昏花，疮痈肿毒。

🍶 配伍应用

风热感冒，或温病初起，温邪犯肺，发热、头痛、咳嗽等：可与性能功用相似的桑叶相须为用，并常配伍连翘、桔梗、薄荷等，如桑菊饮（《温病条辨》）。

肝火上攻而眩晕、头痛，以及肝经热盛、热极动风：可与桑叶、钩藤、羚羊角等同用，如羚角钩藤汤（《通俗伤寒论》）。

✏️ 读书笔记

射干

- 性味归经：
  苦，寒。归肺经。

射干疗咽闭而消痈毒

【白话解析】

射干能治咽喉肿痛，又可消痈肿疮毒。

- 功效：
  清热解毒，消痰，
  利咽。

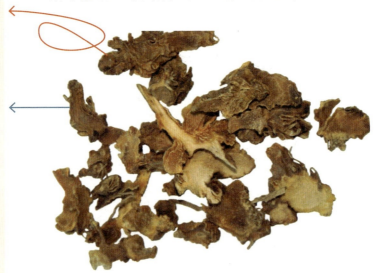

- 用量用法：
  3～10克，煎服。

脾虚便溏者不宜使用，妊娠期女性忌用或慎用。

主治

用于热毒痰火郁结，咽喉肿痛，痰涎壅（yōng）盛，咳嗽气喘。

配伍应用

热毒痰火郁结，咽喉肿痛：与升麻、白术、赤药同用，如射干汤（《圣济总录》）。

外感风热，咽痛音哑：与连翘、荆芥、牛蒡子同用。

肺热咳喘，痰多而黄：与马兜铃、桑白皮、桔梗等同用。

读书笔记

薏苡仁

• 性味归经:
甘、淡, 凉。归
脾、胃、肺经。

薏苡理脚气而除风湿

【白话解析】

薏苡仁善理脚气水肿, 又能祛风除湿。

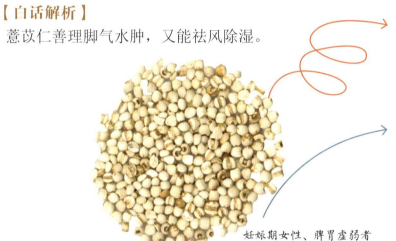

妊娠期女性、脾胃虚弱者
不宜使用。

• 功效:
利水渗湿, 健脾
止泻, 除痹、排
脓、解毒散结。

• 用量用法:
9 ~ 30 克, 煎服。
清利湿热宜生
用, 健脾止泻宜
炒用。

主治

用于水肿, 脚气, 小便不利, 脾虚泄泻, 湿痹 (bì) 拘挛 (luán),
肺痈, 肠痈, 赘疣 (zhuì yóu), 癌肿。

配伍应用

脾虚湿盛之水肿腹胀, 小便不利: 与白术、茯苓、黄芪等
同用。

水肿喘急: 与郁李仁汁煮饭服食 (《独行方》)。

脚气水肿: 与木瓜、防己、苍术同用。

脾虚湿盛之泄泻: 与茯苓、人参、白术等同用, 如参苓白
术散 (《太平惠民和剂局方》)。

湿痹而筋脉挛急疼痛: 与防风、独活、苍术同用, 如薏苡
仁汤 (《类证治裁》)。

✏ 读书笔记

藕节

- 性味归经:
  甘、涩、平。归肝、肺、胃经。

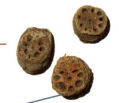

- 功效:
  清热生津,凉血止血。

- 用量用法:
  9～15克,煎服。鲜品亦可捣汁饮用。也可入丸、散。

🌀 **藕节消瘀血而止吐衄**

【白话解析】

藕节化瘀止血,且止吐血、衄血。

忌铁器,妊娠期女性禁用。

主治

用于吐血、咯(kǎ)血、衄血、尿血、崩漏。

配伍应用

出血证: 可单用,如《药性论》治吐血不止。

衄血不止: 以鲜藕捣汁饮(《本草纲目》)。

瓜蒌子

- 性味归经:
  甘,寒。归肺、胃、大肠经。

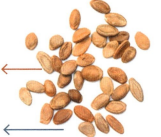

- 功效:
  润肺化痰,滑肠通便。

- 用量用法:
  9～15克,煎服。

🌀 **瓜蒌(lóu)子下气润肺喘兮,又且宽中**

【白话解析】

瓜蒌子下气润肺,化痰平喘,又能利气宽胸,化滞畅中。

脾胃虚寒、大便溏泻者慎用。

主治

用于吐血、咯血、衄血、尿血、崩漏。

配伍应用

肠燥便秘: 与郁李仁、大麻仁、榧(fěi)子等同用。

肺燥咳嗽: 与川贝母、炙桑叶、榧子、沙参等养阴润肺止咳药同用。

车前子

- 性味归经：
  甘，寒。归肝、
  肾、肺、小肠经。

🌀 **车前子止泻利小便兮，尤能明目**

【白话解析】

车前子能止泻，利小便，尤其能清热明目。

- 功效：
  清热利尿，渗湿
  止泻，明目，祛痰。

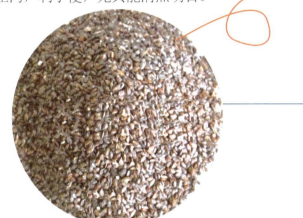

- 用量用法：
  9～15克，煎服，
  宜包煎。

肾虚精滑者慎用。

📖 主治

用于热淋涩痛，水肿胀满，暑湿泄泻，目赤肿痛，痰热
咳嗽。

🫕 配伍应用

湿热下注于膀胱而致小便淋沥涩痛者： 与木通、瞿（qú）
麦、滑石等同用，如八正散（《太平惠民和剂局方》）。

水湿停滞，小便不利： 与茯苓、猪苓、泽泻同用。

病久肾虚，腰重脚肿： 与牛膝、肉桂、山茱萸（yú）、熟
地黄等同用，如济生肾气丸（《张氏医通》）。

小便不利之水泻： 可单用本品研末，米饮送服；若脾虚湿
盛泄泻，可配白术同用；若暑湿泄泻，可与香薷(rú)、猪苓、
茯苓等同用，如车前子散（《杨氏家藏方》）。

✏️ 读书笔记

黄柏

- 性味归经：
苦，寒。归肾、
膀胱经。

- 功效：
清热燥湿，泻火
解毒，除骨蒸。

- 用量用法：
3～12克，煎服。
外用：适量。

痿躄：下肢萎弱
不能行。

✎ 读书笔记

🐌 黄柏是以黄柏疮用

【白话解析】

黄柏能治疗各种热性疮疡肿毒。

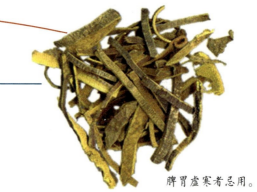

脾胃虚寒者忌用。

📖 主治

用于湿热泻痢，黄疸尿赤，带下阴痒，热淋涩痛，脚气痿躄 (bì)，骨蒸劳热，盗汗，遗精，疮疡肿毒，湿疹瘙痒。盐黄柏滋阴降火，用于阴虚火旺，盗汗骨蒸。

🏺 配伍应用

湿热下注之带下黄浊臭秽：与芡实、山药、车前子等同用，如易黄汤（《傅青主女科》）。

湿热下注膀胱，小便短赤热痛：常与茯苓、草薢 (bì xiè)、车前子等同用，如草薢分清饮（《医学心悟》）。

湿热泻痢：常与黄连、白头翁、秦皮等同用，如白头翁汤（《伤寒论》）。

湿热郁蒸之黄疸：配伍栀子、甘草，如栀子柏皮汤（《伤寒论》）。

马兜铃

性味归经：
苦、微寒。归肺、
大肠经。

马兜铃嗽医

【白话解析】

马兜铃能止咳平喘。

功效：
清肺降气，止咳
平喘，清肠消痔。

用量用法：
3～9克，煎服。
外用：适量，煎
汤熏洗。一般生
用，肺虚久咳宜
炙用。

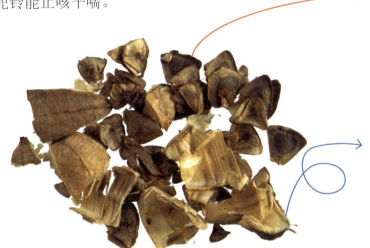

马兜铃中含马兜铃酸，不宜过量服用；脾胃虚寒者慎用。

主治

用于肺热喘咳，痰中带血，肠热泻痢，痔血，痔疮肿痛。

配伍应用

肺热咳喘：常与黄芩、桑白皮、枇杷叶等同用。

肺虚火盛，喘咳咽干或痰中带血：与阿胶等同用，以养阴清肺、止咳平喘，如补肺阿胶散（《小儿药证直诀》）。

痔疮肿痛或出血：常配伍白术、生地黄等内服，也可配伍地榆、槐角煎汤熏洗患处。

读书笔记

地骨皮

● 性味归经：
甘，寒。归肺、
肝、肾经。

● 功效：
凉血除蒸，清肺
降火。

● 用量用法：
9～15克，煎服。

地骨皮有退热除蒸之效

【白话解析】

地骨皮有凉血、退热、除蒸的功效。

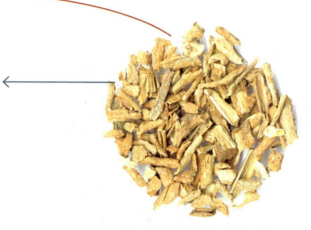

外感风寒及脾虚便溏者不宜服用。

主治

用于阴虚潮热，骨蒸盗汗，肺热咳嗽，咯血、衄血，内热消渴。

配伍应用

盗汗骨蒸、肌瘦潮热：与秦艽 (jiāo)、鳖甲同用，如秦艽鳖甲散（《卫生宝鉴》）。

阴虚发热：与鳖甲、知母、银柴胡等同用，如地骨皮汤（《圣济总录》）。

肺火郁结，气逆不降，咳嗽气喘，皮肤蒸热：与甘草、桑白皮等同用，如泻白散（《小儿药证直诀》）。

读书笔记

薄荷叶（薄荷）

● 性味归经：
辛，凉。归肺、
肝经。

薄荷叶宜消风清肿之施

【白话解析】

薄荷叶宜用于疏风，散热，消肿。

● 功效：
疏风、散热、清
头目、透疹。

● 用量用法：
3～6克，入煎
剂宜后下。

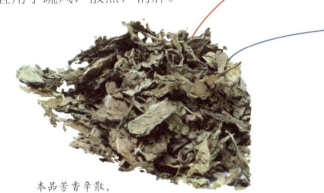

本品芳香辛散，
发汗耗气，故体虚多汗者不宜。

主治

用于风热感冒，风温初起，头痛，目赤，喉痹，口疮，风疹，
麻疹，胸胁胀闷。

喉痹：咽部红肿
疼痛，或干燥，
异物感，或咽痒
不适，吞咽不利
等为主要临床表
现的疾病。

配伍应用

风热感冒或温病初起、邪在卫分、发热、微恶风寒、头痛：
常与金银花、牛蒡子、连翘、荆芥等同用，如银翘散（《温
病条辨》）。

风热上攻、头痛眩晕：与石膏、川芎（xiōng）、桔梗等同用，
如上清散（《丹溪心法》）。

风热上攻之目赤多泪：与菊花、桑叶、蔓荆子等同用。

风热壅盛、咽喉肿痛：常配伍桔梗、僵蚕、生甘草，如六
味汤（《喉科秘旨》）。

／读书笔记

枳壳、枳实

宽中下气，枳 (zhǐ) 壳缓而枳实速也

【白话解析】

枳壳、枳实都能宽中下气，然枳壳作用缓和，枳实作用迅猛。

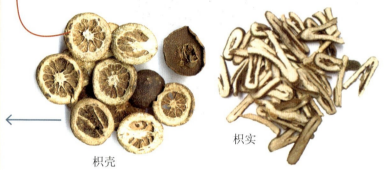

枳壳

枳实

脾胃虚弱者及妊娠期女性慎用。

📖 主治

用于胸胁气滞，痞满胀痛，食积不化，痰饮内停，脏器下垂。

配伍应用

饮食积滞，脘腹痞满胀痛： 与山楂、神曲、麦芽等同用，如曲麦枳术丸（《医学正传》）。

胃肠积滞，热结便秘，腹满胀痛： 与芒硝、大黄、厚朴等同用，如大承气汤（《伤寒论》）。

湿热泻痢、里急后重： 与黄连、黄芩同用，如枳实导滞丸（《内外伤辨惑论》）。

胸阳不振、痰阻胸痹之胸中满闷、疼痛： 与桂枝、薤 (xiè) 白、瓜蒌等同用，如枳实薤白桂枝汤（《金匮要略》）。

• 性味归经：
枳壳：苦、辛、微寒。归脾、胃、大肠经。枳实：苦、辛、酸、微寒。归脾、微经。

• 功效：
枳壳：破气消积，化痰除痞。枳实：理气宽中，行滞消胀。

• 用量用法：
3～10克，煎服。大量可用至30克，炒后性较平和。

✏️ 读书笔记

干葛（葛根）

● 性味归经：
甘、辛、凉。归
脾、胃、肺经。

🌀 **疗肌解表，干葛先而柴胡次之**

【白话解析】

解肌退热，宜先用干葛，后用柴胡。

● 功效：
解肌退热，生津
止渴，透疹，升
阳止泻。

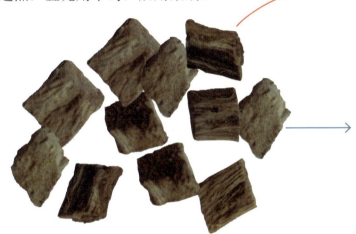

● 用量用法：
10～15克，煎服。
解肌退热、透疹、
生津宜生用，升
阳止泻宜煨用。

避免与乌头类药材同服；表虚多汗、胃寒者慎用。

📖主治

用于外感发热头痛、项背强痛，口渴，消渴，麻疹不透，热
痢，泄泻，眩晕头痛，脑卒中偏瘫，胸痹心痛，酒毒伤中。

🏺配伍应用

风热感冒，发热、头痛等：与菊花、薄荷、蔓荆子等同用。

**风寒感冒，邪郁化热，发热重，恶寒轻，头痛无汗，目疼
鼻干，口微渴，苔薄黄等**：常与柴胡、白芷、黄芩、羌
(qiāng) 活等同用，如柴葛解肌汤（《伤寒六书》）。

风寒感冒，表实无汗，恶寒，项背强痛：常与桂枝、麻黄
等同用，如葛根汤（《伤寒论》）。

✏️ 读书笔记

柴胡

- 性味归经：
  辛、苦，微寒。
  归肝、胆、肺经。

- 功效：
  和解退热，疏肝
  解郁，升举阳气。

- 用量用法：
  3～10克，煎服。
  解表退热宜生
  用，且用量宜稍
  重，疏肝解郁宜
  醋炙，升阳可生
  用或酒炙，其用
  量均宜稍轻。

疗肌解表，干葛先而柴胡次之

【白话解析】

解肌退热，宜先用干葛，后用柴胡。

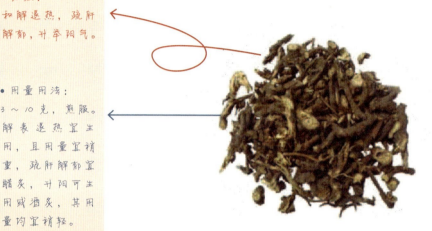

阴虚阳亢、肝风内动、阴虚火旺、气滞及
气机上逆者忌用或慎用。

主治

用于感冒发热，寒热往来，胸胁胀痛，月经不调，子宫脱垂，脱肛。

配伍应用

风寒感冒，恶寒发热、头身疼痛：常与生姜、防风等同用，如正柴胡饮（《景岳全书》）。

外感风寒，寒邪入里化热，恶寒渐轻，身热增盛：多与葛根、黄芩、羌活、石膏等同用，以解表清里，如柴葛解肌汤（《伤寒六书》）。

风热感冒，发热，头痛等：可与菊花、升麻、薄荷等同用。

读书笔记

百部

性味归经：
甘、苦，微温。
归肺经。

百部治肺热，咳嗽可止

【白话解析】

百部能润肺下气，肺热咳嗽服之即愈。

功效：
润肺下气，止咳，
杀虫灭虱。

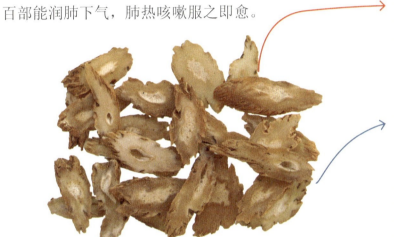

用量用法：
3～9克，煎服。
外用：适量，水
煎或酒浸。久咳
虚嗽宜蜜炙用。

易伤胃滑肠，脾虚便溏者慎服；百部有小毒，不可过量服用。

主治

用于新久咳嗽，肺痨咳嗽，顿咳；外用于头虱，体虱，蛲
虫病，阴痒。蜜百部能润肺止咳，用于阴虚劳嗽。

配伍应用

风寒咳嗽：配伍桔梗、荆芥、紫菀（wǎn）等，如止嗽散
（《医学心悟》）。

久咳不已、气阴两虚：配伍沙参、黄芪、麦冬等，如百部
汤（《本草汇言》）。

肺痨咳嗽、阴虚：常配伍麦冬、沙参、川贝母等。

阴道滴虫：可单用，或配伍蛇床子、苦参等煎汤坐浴外洗。

读书笔记

栀子

栀子凉心肾，鼻衄最宜

【白话解析】

栀子清心肾之火，血热妄行的鼻衄出血，用之最为适宜。

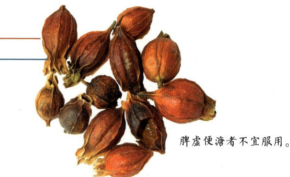

脾虚便溏者不宜服用。

性味归经：
苦，寒。归心、肺、三焦经。

功效：
泻火除烦，清热利湿，凉血解毒，外用消肿止痛。

用量用法：
6～10克。外用：生品适量，研末调敷。

淋证：以小便频急，淋漓不尽、小腹拘急引痛为主要症状的疾病。

📖 主治

用于热病心烦，湿热黄疸，淋证涩痛，血热吐衄，目赤肿痛，火毒疮疡；外治扭挫伤痛。

🏺 配伍应用

热病心烦、躁扰不宁：与淡豆豉同用，如栀子豉汤（《伤寒论》）。

热病火毒炽盛，三焦俱热而见高热烦躁、神昏谵语：与黄芩、黄柏、黄连等同用，如黄连解毒汤（《外台秘要》）。

肝胆湿热郁蒸之黄疸：常与大黄、茵陈等同用，如茵陈蒿汤（《伤寒论》）；或配伍黄柏用，如栀子柏皮汤（《金匮要略》）。

血淋涩痛或热淋：常与木通、滑石、车前子等同用，如八正散（《太平惠民和剂局方》）。

✏️ 读书笔记

玄参

● 性味归经:
甘、苦、咸, 微寒。
归肺、胃、肾经。

玄参治热结毒痈, 清利咽膈 (gé)

【白话解析】

玄参治热毒蕴结的痈肿疮毒, 并能清利咽喉, 宽胸利膈。

● 功效:
清热凉血, 滋阴
降火, 解毒散结。

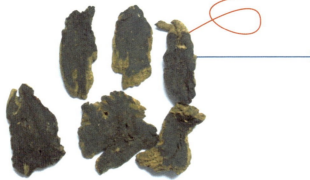

● 用量用法:
9 ~ 15 克, 煎服。

脾胃虚寒、食少便溏者不宜服用; 不宜与藜芦同用。

舌绛: 舌象之一,
指舌质呈深红
色, 一般属于热
在营分、血分。

主治

用于热入营血, 温毒发斑, 热病伤阴, 舌绛烦渴, 津伤便秘, 骨蒸劳嗽, 目赤, 咽痛, 白喉, 瘰疬, 痈肿疮毒。

温毒发斑: 温毒
症状之一。主要
因为体内的温热
毒素聚集在肺
部, 导致气血受
到影响, 进而引
发的一种全身发
斑的现象。

配伍应用

温病热入营分, 身热夜甚、心烦口渴、舌绛脉数: 与丹参、生地黄、连翘等同用, 如清营汤 (《温病条辨》)。

温病邪陷心包, 神昏谵语: 与麦冬、连翘等同用, 如清营汤 (《温病条辨》)。

温热病, 气血两燔 (fán), 发斑发疹: 配伍知母、石膏等, 如化斑汤 (《温病条辨》)。

热病伤阴, 津伤便秘: 与生地黄、麦冬同用, 如增液汤 (《温病条辨》)。

升麻

🌀 升麻消风热肿毒，发散疮痍

【白话解析】

升麻能散风热，解百毒，消痈肿，治疮疡。

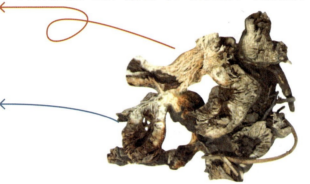

麻疹已透、阴虚火旺、肝阳上亢者忌用。

📖 主治

用于风热头痛，齿痛，口疮，咽喉肿痛，麻疹不透，阳毒发斑；脱肛，子宫脱垂。

🏺 配伍应用

风寒感冒，恶寒发热，无汗，头痛，咳嗽：常与麻黄、白芷、紫苏、川芎等同用，如十神汤（《太平惠民和剂局方》）。

麻疹初起，透发不畅：常与葛根、甘草、白芍等同用，如升麻葛根汤（《阎氏小儿方论》）。

牙龈肿痛，口舌生疮：多与黄连、生石膏等同用，如清胃散（《兰室秘藏》）。

痄腮肿痛：可与连翘、黄连、牛蒡子等同用，如升麻黄连汤（《外科枢要》）。

腻粉（轻粉）

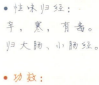

尝闻腻粉抑肺而敛肛门

【白话解析】

曾听说腻粉能阻止肺气上逆，平抑痰喘，并有收敛肛门止泻的作用。

忌入汤剂，妊娠期女性忌服。

 主治

外治用于疥疮，顽癣，臁（jián）疮，湿疹；内服用于痰涎积滞，二便不利。

配伍应用

面上湿癣：与斑蝥（máo）（去翅、足）同用，如轻粉散（《普济方》）。

- 性味归经：
  辛，寒，有毒。
  归大肠、小肠经。

- 功效：
  外用杀虫，攻毒，敛疮；内服祛痰消积，逐水通便。

- 用量用法：
  外用适量，研末掺敷患处；内服每次0.1～0.2克，一日1～2次，多入丸剂或装胶囊服，服后漱口。

- 臁疮：一种发生在腿部的慢性溃疡。

金箔

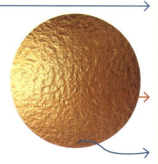

金箔（bó）镇心而安魂魄

【白话解析】

金箔能镇定心神，安定魂魄。

主治

用于惊痫，癫狂，心悸，疮毒。

配伍应用

心脏风邪，恍惚狂言，意志不定：与腻粉、牛乳同用，如金箔丸（《证治准绳》）。

阳虚气陷、下利清冷者忌用。

- 性味归经：
  辛苦，平。归心、肝经。

- 功效：
  镇心，安神，解毒。

- 用量用法：
  0.9～1.5克。一般多作丸药挂衣。外用：研末撒。

茵陈

性味归经：
苦、辛，微寒。
归脾、胃、肝、胆经。

功效：
清利湿热，利胆退黄。

用量用法：
6～15克，煎服。外用：适量。煎汤熏洗。

蓄血发黄、血虚萎黄及脾胃虚寒者慎用。

🌀 **茵陈主黄疸而利水**

【白话解析】
茵陈是治疗黄疸的要药，并有利水的作用。

📖 **主治**
用于黄疸尿少，湿温暑湿，湿疮瘙痒。

🥣 **配伍应用**
黄疸：与黄柏、栀子、大黄同用，如茵陈蒿汤（《伤寒论》）。

瞿麦

性味归经：
苦，寒。归心、小肠经。

功效：
利尿通淋，破血通经。

用量用法：
9～15克，煎服。外用：适量。

热淋：属于中医淋病范围，因禁受湿热之邪，是膀胱气化不利，以尿频、尿急、尿痛、尿血为主要表现的疾病。

血淋：淋证以尿血或尿中夹血为主要症状。

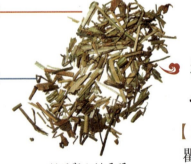

妊娠期女性忌服。

🌀 **瞿（qú）麦治热淋之有血**

【白话解析】
瞿麦善治热淋而兼有血热出血者。

📖 **主治**
用于热淋，血淋，石淋，小便不通，淋沥涩痛，经闭瘀阻。

🥣 **配伍应用**
小便淋沥有血：与甘草、栀子等同用，如立效散（《太平惠民和剂局方》）。

朴硝（芒硝）

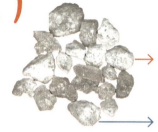

🌀 **朴硝通大肠，破血而止痰癖**

【白话解析】

朴硝通大肠，散热结，破瘀血，去痰积。

📖 **主治**

用于实热积滞，腹胀便秘，停痰积聚，目赤肿痛，喉痹，痈肿。

🏺 **配伍应用**

痔疮肿痛： 配伍木鳖子、荆芥等分煎汤，熏洗（《普济方》）。

妊娠期女性慎用，不宜与硫黄、三棱同用。

- 性味归经：
  咸、苦，寒。归胃、大肠经。

- 功效：
  泻热，润燥，软坚。

- 用量用法：
  溶入汤剂，4.5～9克；或入丸、散。外用：研末吹喉或水化罨（yǎn）敷、点眼。

石膏

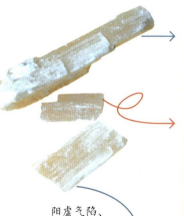

🌀 **石膏治头痛，解肌而消烦渴**

【白话解析】

石膏善治胃火亢盛所致的头痛，并能解肌退热，清胃生津而除烦止渴。

📖 **主治**

用于外感热病，高热烦渴，胃火亢盛，头痛，牙痛。

🏺 **配伍应用**

肺胃实热： 常与知母相须为用，以增强清里热的作用。

阳虚气陷、下利清冷者忌服。

- 性味归经：
  甘、辛，大寒。归肺、胃经。

- 功效：
  生用：清热泻火，除烦止渴；煅用：敛疮生肌，收湿，止血。

- 用量用法：
  15～60克，先煎；或入丸、散。外用适量，多煅，研末撒；或调敷。

前胡

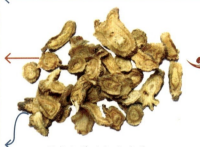

- 性味归经：
苦、辛，微寒。
归肺经。

- 功效：
降气祛痰，散风
清热。

- 用量用法：
3～10克，煎服。
或入丸、散。

阴虚气弱咳嗽者慎服。

🍃 **前胡除内外之痰实**

【白话解析】
前胡善除内伤、外感、痰
热壅盛的咳嗽。

📖 **主治**
用于痰热喘满，咯痰黄稠，风热咳嗽痰多。

🫙 **配伍应用**
痰热咳喘：常配伍杏仁、贝母、桑白皮等，如前胡散（《太
平圣惠方》）。

滑石

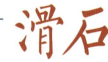

- 性味归经：
甘、淡，寒。归
膀胱、胃经。

- 功效：
利尿通淋，清热
解暑，祛湿敛疮。

- 用量用法：
10～20克，煎服。
外用：适量。

脾虚气弱，精滑及热病津伤者忌服；
妊娠期女性慎服。

🍃 **滑石利六腑之涩结**

【白话解析】
滑石能通利六腑的滞涩、
壅结。

📖 **主治**
用于热淋，石淋，尿热涩痛，暑湿烦渴，湿热水泻；外治
湿疹，湿疮，痱子。

🫙 **配伍应用**
湿热引起的水泻：可与茯苓、薏苡仁、车前子等同用。

天门冬（天冬）

天门冬止嗽，补血涸而润肝心

【白话解析】

天门冬养阴润燥、清泄肺热而止咳嗽，并滋养心、肝、肺之阴液，发挥补血润燥之功。

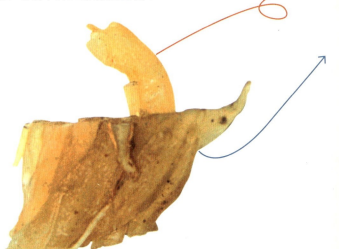

脾虚泄泻、痰湿内盛者忌用。

● 性味归经：
甘、苦，寒。归肺、肾经。

● 功效：
养阴生津，清热润肺。

● 用量用法：
6～12克，煎服。

主治

用于肺燥干咳，顿咳痰黏，腰膝酸痛，骨蒸潮热，内热消渴，热病津伤，咽干口渴，肠燥便秘。

配伍应用

肺阴不足，燥热内盛：与沙参、麦冬、川贝母等同用。

肾阴亏虚，眩晕耳鸣，腰膝酸痛：与枸杞子、熟地黄、牛膝等同用。

阴虚火旺，骨蒸潮热：与麦冬、生地黄、知母、黄柏等同用。

肾阴久亏，内热消渴：与山药、生地黄、女贞子等同用。

读书笔记

麦门冬（麦冬）

麦门冬清心，解烦渴而除肺热

性味归经：
甘、微苦，微寒。
归心、肺、胃经。

【白话解析】
麦门冬能清心除烦，养阴生津止渴，还能清肺热。

功效：
养阴润肺，益胃
生津，清心除烦。

用量用法：
6～12克，煎服。

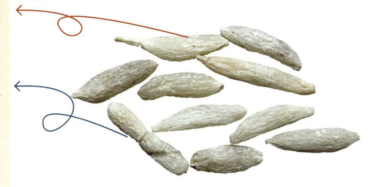

脾胃虚寒，痰湿内阻，暴感风寒之咳嗽，均慎服。

📖 主治
用于肺燥干咳，阴虚劳嗽，喉痹咽痛，津伤口渴，内热消
渴，心烦失眠，肠燥便秘。

🫙 配伍应用
热伤胃阴，口干舌燥：与玉竹、生地黄、沙参等同用。

消渴：与乌梅、天花粉等同用。

胃阴不足之气逆呕吐：与人参、半夏等同用，如麦门冬汤
（《金匮要略》）。

热邪伤津之便秘：与玄参、生地黄同用，如增液汤（《温
病条辨》）。

肺阴虚证：与石膏、阿胶、枇杷叶、桑叶等同用，如清燥
救肺汤（《医门法律》）。

✏️ 读书笔记

竹茹

🌀 **又闻治虚烦、除哕 (yuě) 呕，须用竹茹**

【白话解析】

竹茹可治疗心烦失眠、胃热呕吐。

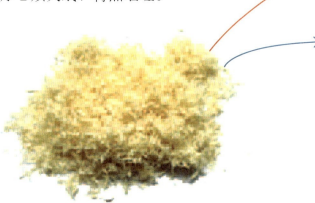

寒痰咳嗽、胃寒呕吐者勿用。

* 性味归经：
甘，微寒。归肺、胃、心、胆经。

* 功效：
清热化痰，除烦止呕。

* 用量用法：
5～10克，煎服。生用清化痰热，姜汁炙用止呕。

📖 主治

用于痰热咳嗽，胆火挟痰，惊悸不宁，心烦失眠，脑卒中痰迷，舌强不语，胃热呕吐，妊娠恶阻，胎动不安。

痰迷：指头脑发昏、神志不清。

🍶 配伍应用

肺热咳嗽，痰黄稠： 常与桑白皮、瓜蒌等同用。

痰火内扰，胸闷痰多，心烦不寐： 常配伍枳实、茯苓、半夏，如温胆汤（《备急千金要方》）。

胃虚有热之呕吐： 与陈皮、人参、生姜同用，如橘皮竹茹汤（《金匮要略》）。

胎热恶阻呕逆： 常与陈皮、枇杷叶等同用。

恶阻：即妊娠早期恶心呕吐不食，恶闻食气，食入即吐的症状。

大黄

- 性味归经：
  苦，寒。归脾、胃、大肠经。

- 功效：
  泻下攻积，清热泻火，凉血解毒，逐瘀通经，利湿退黄。

- 用量用法：
  内服：3～15克，煎服；用于泻下不宜久煎。外用：适量，研末敷于患处。

🌀 通秘结、导瘀血，必资大黄

【白话解析】

泻下通腑，治大便秘结，导行瘀血必用大黄。

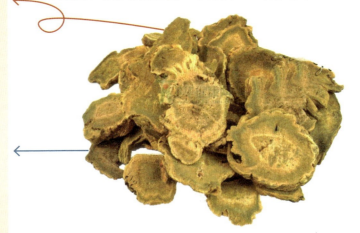

脾胃虚弱者慎用，妊娠期女性、月经期、哺乳期应忌用。

📖 主治

用于实热积滞便秘，血热吐衄，肠痈腹痛，瘀血经闭，跌打损伤，湿热痢疾，黄疸尿赤，淋证，水肿；外治烫伤烧伤。

🏺 配伍应用

热结津伤：与生地黄、麦冬、玄参等同用，方如增液承气汤（《温病条辨》）。

脾阳不足，冷积便秘：与干姜、附子等同用，如温脾汤（《备急千金要方》）。

血热妄行之吐血、衄血、咯血：与黄芩、黄连同用，如泻心汤（《金匮要略》）。

✏️读书笔记

黄连

● 性味归经：
苦，寒。归心、
脾、胃、肝、胆、
大肠经。

❧ **宣黄连治冷热之痢，又厚胃肠而止泻**

【白话解析】

黄连治疗冷热泻痢，又能清湿热、健胃而止泄泻。

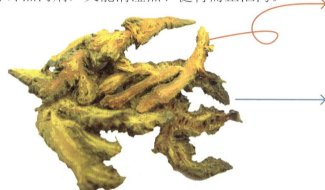

● 功效：
清热燥湿，泻火
解毒。

● 用量用法：
2～5克，煎服。
外用：适量。

脾胃虚寒者忌用，阴虚津伤者慎用。

📖 主治

用于湿热痞满，呕吐吞酸，泻痢，黄疸，高热神昏，心烦不寐，心悸不宁，血热吐衄，目赤，牙痛，消渴，痈肿疔疮；外治湿疹，湿疮，耳道流脓。

🏺 配伍应用

胃热呕吐： 配伍石膏，如石连散（《仙拈集》）。

肝火犯胃所致胁肋胀痛、呕吐吞酸： 与吴茱萸同用，如左金丸（《丹溪心法》）。

脾胃虚寒，呕吐酸水： 与人参、干姜、白术等同用，如连理汤（《症因脉治》）。

湿热泻痢，腹痛里急后重： 与木香同用，如香连丸（《兵部手集方》）。

✏️ 读书笔记

淫羊藿

🌀 淫羊藿疗风寒之痹，且补阴虚而助阳

【白话解析】

淫羊藿祛风散寒除湿，治疗风寒湿痹，并有补肝肾、助肾阳之功效。

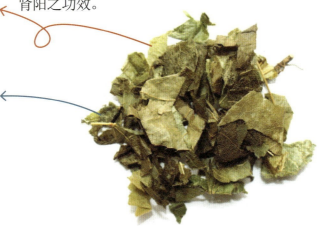

阴虚火旺者不宜服。

📖 主治

用于肾阳虚衰，阳痿遗精，筋骨痿软，风湿痹痛，麻木拘挛。

🏺 配伍应用

肾阳虚衰，阳痿尿频，腰膝无力：单用有效，也可与其他补肾壮阳药同用。单用本品浸酒服，以益丈夫兴阳，理腰膝冷痛，如淫羊藿酒（《食医心镜》）。

肾虚、阳痿、遗精等：与巴戟 (jǐ) 天、肉苁蓉、杜仲等同用，如填精补髓丹（《丹溪心法》）。

风湿痹痛，筋骨不利及肢体麻木：与仙灵脾、石斛、天麻、川芎同用，即仙灵脾散（《太平圣惠方》）。

茅根（芦根）

性味归经：
甘，寒。归肺、
胃经。

茅根止血与吐衄

【白话解析】

白茅根可凉血止血，治疗吐血、衄血。

功效：
凉血止血，清热
利尿。

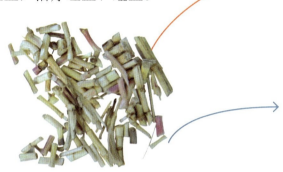

脾胃虚寒、溲（sōu）多不渴者忌服。

用量用法：
15～30克，煎服。
鲜品30～60克，
以鲜品为佳，可
捣汁服。多生
用，止血也可炒
炭用。

主治

用于血热吐血，衄血，尿血，热病烦渴，湿热黄疸，水肿
尿少，热淋涩痛。

衄血：指鼻孔出
血，亦泛指出血。

配伍应用

鼻衄出血： 以茅根煎汁或鲜品捣汁服用（《妇人大全良
方》）。

咯血： 与藕同用，均取鲜品煮汁服，如二鲜饮（《医学衷
中参西录》）。

小便出血： 单用本品煎服（《太平圣惠方》）。

血尿时发，属虚而有热： 常与地黄、人参、茯苓同用，如
茅根饮子（《外台秘要》）。

水肿、小便不利： 均单用本品煎服（《医学衷中参西录》），
也可与其他清热利尿药同用。

读书笔记

石韦

- 性味归经:
甘、苦,微寒。
归肺、膀胱经。

- 功效:
利尿通淋,清肺
止咳,凉血止血。

- 用量用法:
6～12克,煎服。

石韦通淋于小肠

【白话解析】

石韦清小肠之热而利尿通淋。

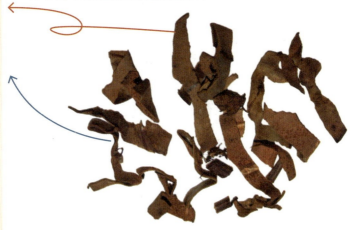

阴虚及无湿热者忌服。

主治

用于热淋,血淋,石淋,小便不通,淋沥涩痛,肺热喘咳,吐血,衄血,尿血,崩漏。

配伍应用

血淋:与蒲黄、当归、芍药同用,如石韦散(《备急千金要方》)。

热淋:以本品与滑石为末服(《太平圣惠方》)。

石淋:与滑石为末,用米汤或蜜冲服,如石韦散(《古今录验》)。

肺热咳喘气急:与黄芩、鱼腥草、芦根等同用。

血热出血:可单用,或随症与侧柏叶、丹参、栀子等同用。

- 读书笔记

熟地黄

● 性味归经：
甘，微温。归肝、
肾经。

❧ 熟地黄补血且疗虚损

【白话解析】

熟地黄滋补阴血，多用于治疗虚损病症。

● 功效：
滋阴补血，益精
填髓。

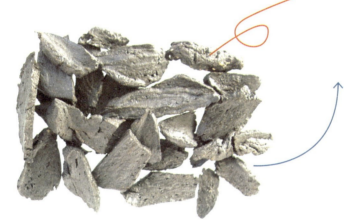

● 用量用法：
9～15克，煎服。

凡气滞痰多、脘腹胀痛、食少便溏者忌服，
重用久服宜与炒仁、陈皮等同用。

📖 主治

用于血虚萎黄，心悸怔忡，月经不调，崩漏下血，肝肾阴虚，
腰膝酸软，骨蒸潮热，盗汗遗精，内热消渴，眩晕，耳鸣，
须发早白。

🫕 配伍应用

血虚萎黄，眩晕，心悸，失眠及月经不调、崩中漏下等：
与白芍、当归、川芎同用，如四物汤（《太平惠民和剂局
方》）。

心血虚心悸怔忡： 与酸枣仁、远志等同用。

崩漏下血而致血虚血寒、少腹冷痛： 与艾叶、阿胶等同用，
如芎归胶艾汤（《金匮要略》）。

✏️ 读书笔记

生地黄

- 性味归经：
甘，寒。归心、
肝、肾经。

- 功效：
清热凉血，养阴
生津。

- 用量用法：
10～15克，煎服。

生地黄宣血更医眼疮

【白话解析】

生地黄清热凉血，治一切热性出血症，并可治眼部红肿热痛的疾病。

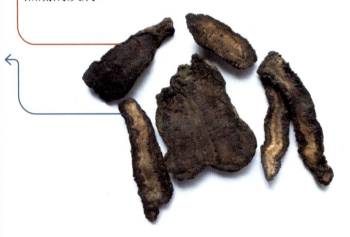

脾虚湿滞、腹满便溏者不宜使用。

主治

用于热入营血，温毒发斑，吐血、衄血，热病伤阴，舌绛烦渴，津伤便秘，阴虚发热，骨蒸劳热，内热消渴。

配伍应用

温热病热入营血，壮热烦渴、神昏舌绛：多配伍连翘、玄参、丹参等，如清营汤（《温病条辨》）。

血热吐衄：常与大黄同用，如大黄散（《伤寒总病论》）。

血热便血、尿血：常与地榆同用，如两地丹（《石室秘录》）。

妇人血伤不止，兼赤白带下：可配伍益母草，如地黄酒（《圣济总录》）。

读书笔记

赤芍药（赤芍）

性味归经：苦，微寒。归肝经。

🌀 **赤芍药破血而疗腹痛，烦热亦解**

【白话解析】

赤芍凉血破血，善治瘀血腹痛和温邪入营烦躁身热等症。

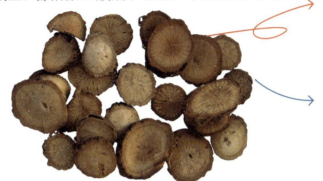

功效：清热凉血，活血祛瘀。

用量用法：6～12克，煎服。

血寒经闭者不宜用。不宜与藜芦同用。

📖 主治

用于热入营血，温毒发斑，吐血衄血，目赤肿痛，肝郁胁痛，经闭痛经，癥瘕（zhēng jiǎ）腹痛，跌仆损伤，痈肿疮疡。

营血：泛指血，营为血之气。

癥瘕：为腹中结块的病。坚硬，不能移动，痛有定处为"癥"。聚散无常，痛无定处为"瘕"。

🏺 配伍应用

温毒发斑：与水牛角、生地黄、牡丹皮等同用。

血热吐衄：与大黄、生地黄、白茅根等同用。

肝经风热目赤肿痛、羞明多眵（chī）：与薄荷、荆芥、黄芩等同用，如芍药清肝散（《原机启微》）。

热毒壅盛，痈肿疮疡：与金银花、乳香、天花粉等同用，如仙方活命饮（《校注妇人良方》），或与连翘、元参、栀子等同用，如连翘败毒散（《伤寒全生集》）。

白芍药(白芍)

● 性味归经：
苦、酸，微寒。
归肝、脾经。

● 功效：
养血敛阴，柔肝
止痛，平抑肝阳。

● 用量用法：
6～15克，煎服。
大剂量15～30克。

读书笔记

❥ 白芍药补虚而生新血，退热尤良

【白话解析】

白芍补血养血，生新血，善养阴穴，退虚热。

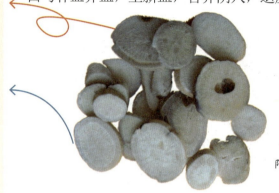

阳衰虚寒者不宜用。不宜与藜芦同用。

🗄 主治

用于血虚萎黄，月经不调，自汗，盗汗，胁痛，腹痛，四肢挛痛，头痛眩晕。

🫙 配伍应用

阴血虚筋脉失养而致手足挛急作痛：常配伍甘草缓急止痛，即芍药甘草汤（《伤寒论》）。

肝血亏虚，面色苍白，眩晕心悸，或月经不调，崩中漏下：与当归、熟地黄等同用，如四物汤（《太平惠民和剂局方》）。

血虚有热，月经不调：与黄柏、黄芩、续断等同用，如保阴煎（《景岳全书》）。

崩漏：与艾叶、阿胶等同用。

血虚肝郁，胁肋疼痛：与当归、柴胡、白芍等同用，如逍遥散（《太平惠民和剂局方》）。

牵牛子

● 性味归经：
苦，寒；有毒。归
肺、肾、大肠经。

若乃消肿满逐水于牵牛

【白话解析】

如果用于水肿胀满，二便不通，应首选牵牛子退水消肿，泻水攻积。

● 功效：
泻水消肿，祛痰涤饮，杀虫攻积。

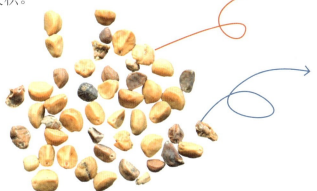

● 用量用法：
3～6克，煎服，或入丸、散服，每次1.5～3克，本品炒用药性减缓。

妊娠期女性忌用，不宜与巴豆、巴豆霜同用。

主治

用于水肿胀满，二便不通，痰饮积聚，气逆喘咳，虫积腹痛。

配伍应用

水肿臌胀，大小便不利：可单用研末服（《备急千金要方》）；或与茴香为末，姜汁调服（《儒门事亲》）；病情较重，可与京大戟、甘遂等同用，以增强泻水逐饮之力，如舟车丸（《景岳全书》）。

肺气壅滞，痰饮咳喘，两胁煽动：与槟榔、大黄为末服，如牛黄夺命散（《保婴集》）。

蛔虫、绦虫及虫积腹痛：与使君子、槟榔同用，研末送服，以增强去积杀虫之功。

读书笔记

贯众

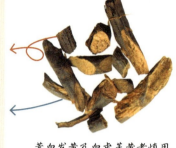

- **性味归经：**
苦，微寒。有小毒。归肝、胃经。

- **功效：**
清热解毒，驱虫。

- **用量用法：**
4.5～9克，煎服。杀虫及清热解毒宜生用，止血宜炒炭用。外用：适量。

菖血发黄及血虚萎黄者慎用。

🌀 **除热毒杀虫于贯众**

【白话解析】
清热解毒、驱虫选用贯众最宜。

📖 **主治**
用于虫积腹痛，疮疡。

🏺 **配伍应用**
风热感冒，温毒发斑：常与甘草、黄连等同用，如贯众散（《普济方》）。

金铃子

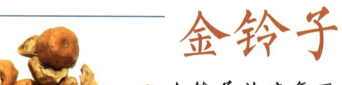

- **性味归经：**
苦，寒。有小毒。归肝、胃、小肠、膀胱经。

- **功效：**
疏肝泄热，行气止痛，杀虫。

- **用量用法：**
5～10克，煎服。外用：适量，研末调涂。炒用寒性减低。

不宜过量或持续服用，脾胃虚寒者慎用。

🌀 **金铃子治疝气而补精血**

【白话解析】
金铃子即川楝子，善治疝气疼痛，且能补益精血。

📖 **主治**
用于肝郁化火，胸胁、脘腹胀痛，疝气疼痛，虫积腹痛。

🏺 **配伍应用**
肝郁气滞或肝郁化火胸腹诸痛：与延胡索配用，如金铃子散（《素问病机气宜保命集》）。

萱草根

❧ 萱草根治五淋而消乳肿

【白话解析】

萱草根能治疗五淋涩痛，又能
消散乳肿。

📱 主治

用于黄疸、水肿、淋浊、带下、衄血、便血、崩漏、瘰疬、
乳痈，乳汁不通。

🫙 配伍应用

大便出血： 与生姜、酒同用（《圣济总录》）。

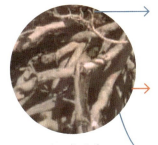

内服不能过量，
忌入汤剂，妊娠期女性忌服。

- 性味归经：
  甘，凉。归脾、
  肝、膀胱经。

- 功效：
  清热利尿，凉血
  止血，解毒消肿。

- 用量用法：
  6～9克，煎服。外
  用：适量，捣敷。

侧柏叶

❧ 侧柏叶治血山 漏之疾

【白话解析】

侧柏叶善治崩漏下血等
各种出血证。

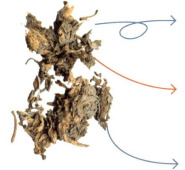

侧柏叶长期使用宜佐以健运脾胃药物。

📱 主治

用于吐血、衄血、咯血、便血，崩漏下血，肺热咳嗽，血
热脱发，须发早白。

🫙 配伍应用

血热妄行之吐血、衄血： 常与荷叶、艾叶、地黄同用，均
取鲜品捣汁服之，如四生丸（《校注妇人良方》）。

- 性味归经：
  苦、涩，寒。归
  肺、肝、脾经。

- 功效：
  凉血止血，化痰
  止咳。

- 用量用法：
  6～12克，煎服。
  外用：适量。止
  血多炒炭用，化
  痰止咳宜生用。

香附子（香附）

香附子理气血妇人之用

【白话解析】

香附子善于调理气血，为妇科常用。

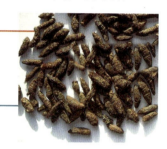

血虚气弱者不宜单用，阴虚血热者慎服。

主治

用于肝郁气滞，胸胁胀痛，疝气疼痛，乳房胀痛，脾胃气滞，脘腹痞闷，胀满疼痛，月经不调，经闭痛经。

配伍应用

肝气郁结之胁肋胀痛：与川芎、柴胡、枳壳等同用，如柴胡疏肝散（《景岳全书》）。

寒凝气滞、肝气犯胃之胃脘疼痛：可配伍高良姜，如良附丸（《良方集腋》）。

寒疝腹痛：多与乌药、小茴香、吴茱萸等同用。

气、血、痰、火、湿、食六郁所致胸膈痞满、脘腹胀痛、呕吐吞酸、饮食不化等：可与川芎、栀子、苍术等同用，如越鞠（jū）丸（《丹溪心法》）。

月经不调、痛经：可单用；或与柴胡、当归、川芎等同用，如香附归芎汤（《沈氏尊生书》）。

地肤子

🌀 **地肤子利膀胱，可洗皮肤之风**

【白话解析】
地肤子能清利膀胱湿热，煎汤熏洗可治疗风疹、湿疹、皮肤瘙痒。

 主治
用于小便涩痛，阴痒带下，风疹，湿疹，皮肤瘙痒。

 配伍应用
膀胱湿热，小便不利，淋沥涩痛：与瞿麦、木通、冬葵子等同用，如地肤子汤（《严氏济生方》）。

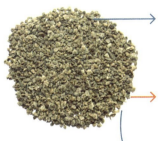

内无湿热、小便过多者忌服。

- 性味归经：
辛、苦，寒。归肾、膀胱经。

- 功效：
清热利湿，祛风止痒。

- 用量用法：
9～15克，煎服。外用：适量，煎汤熏洗。

山豆根

🌀 **山豆根解热毒，能止咽喉之痛**

【白话解析】
山豆根清热解毒，又能治热毒蕴结，咽喉肿痛。

主治
用于火毒蕴结，乳蛾喉痹，咽喉肿痛，齿龈肿痛，口舌生疮。

配伍应用
咽喉肿痛：轻者可单用，如《永类钤方》单用本品磨醋噙服；重者常与栀子、桔梗、连翘等同用，如清凉散（《增补万病回春》）。

用量不宜大，脾胃虚寒者慎用。

- 性味归经：
苦，寒；有毒。归肺、胃经。

- 功效：
清热解毒，消肿利咽。

- 用量用法：
3～6克，煎服。外用：适量。

乳蛾：中医病名。以咽喉两侧喉核（即扁桃体）红肿热痛，形似乳头，状如蚕蛾为主要症状的喉病。

磨醋：中药的一种炮制方法。

白鲜皮

● 性味归经：
苦，寒。归脾、
胃、膀胱经。

● 功效：
清热燥湿，祛风
解毒。

● 用量用法：
5～10克。外用：
适量，煎汤洗或
研粉敷。

白鲜皮去风治筋弱，而疗足顽痹

【白话解析】

白鲜皮能祛风燥湿解毒，用于治疗湿热阻滞经络所致的筋骨痿弱，以及足膝皮肤肌肉麻，木不知痛痒或足膝酸痛之症。

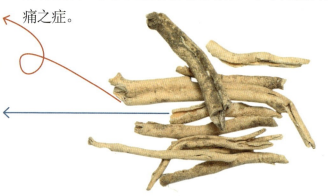

脾胃虚寒者慎用。

主治

用于湿热疮毒，黄水淋漓，湿疹，风疹，疥癣赤烂，风湿热痹，黄疸尿赤。

配伍应用

湿热疮毒、肌肤溃烂、黄水淋漓：可与苦参、苍术、连翘等同用。

湿疹、风疹、疥癣：可与防风、苦参、地肤子等同用，煎汤内服、外洗。

湿热蕴蒸之黄疸、尿赤：常与茵陈等同用，如茵陈汤（《圣济总录》）。

风湿热痹，关节红肿热痛：常与黄柏、苍术、薏苡仁等同用。

旋覆花

● 性味归经：
苦、辛、咸、微温。
归肺、脾、胃、
大肠经。

❧ **旋覆花明目治头风，而消痰嗽壅**

【白话解析】

旋覆花有明目，治疗头风痛，降气、消痰治痰壅喘咳。

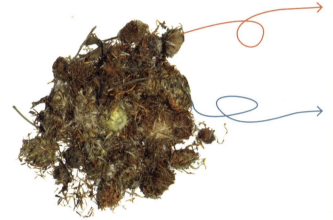

● 功效：
降气，消痰，行水，
止呕。

● 用量用法：
3～9 克，煎
服。本品有绒
毛，易刺激咽
喉作痒而致呛
咳呕吐，故宜
包煎。

阴虚劳嗽、津伤燥咳者忌用。

📋 主治

用于风寒咳嗽，痰饮蓄结，胸膈痞满，喘咳痰多，呕吐噫气，心下痞硬。

心下痞硬：胃脘
部堵塞、胀满，
且按压时会有硬
满之感，但通常
不伴有疼痛。

🏺 配伍应用

寒痰咳喘：常与半夏、紫苏子同用；若属痰热，则配瓜蒌、桑白皮以清热化痰；若顽痰胶结、胸中满闷，则配海蛤壳、海浮石以化痰软坚。

痰浊中阻，胃气上逆且噫气呕吐，胃脘痞鞕：常与半夏、代赭 (zhě) 石、生姜等同用，如旋覆代赭汤（《伤寒论》）。

气血不和之胸胁痛：常与香附等同用，如香附旋覆花汤（《温病条辨》）。

荆芥

- 性味归经：
  辛，微温。归肺、肝经。

- 功效：
  解表散风，透疹。

- 用量用法：
  5～10克，煎服，不宜久煎。散表透疹、消疮宜生用，止血宜炒用。荆芥穗更长于祛风。

🐌 又况荆芥穗清头目便血，疏风散疮之用

【白话解析】

荆芥穗解表散风，清利头目。炒用止血，善治便血，疏散血中风热，且有消疮的作用。

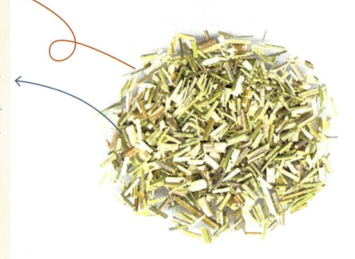

表虚自汗、阴虚头痛者忌服。

📖 主治

用于感冒，头痛，麻疹，风疹，疮疡初起时。

🫕 配伍应用

风寒感冒、恶寒发热、头痛无汗：常与防风、独活、羌活等同用，如荆防败毒散（《摄生众妙方》）。

风热感冒、发热头痛：与金银花、薄荷、连翘等同用，如银翘散（《温病条辨》）。

表邪外束、麻疹初起、疹出不畅：常与蝉蜕、紫草、薄荷等同用；若与防风、苦参、白蒺藜等同用，又治风疹瘙痒。

读书笔记

瓜蒌根（瓜蒌）

●性味归经：
甘、微苦，微寒。
归肺、胃经。

❧ 瓜蒌根疗黄疸毒痈，消渴解痰之忧

【白话解析】

瓜蒌根即天花粉，善治黄疸，疮疡肿毒，热病烦渴、肺热燥咳等症。

●功效：
清热泻火，生津止渴，消肿排脓。

●用量用法：
10~15 克，煎服。

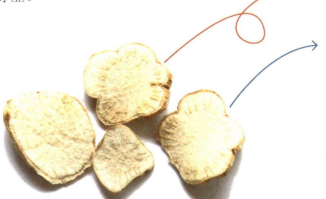

不宜与乌头类药材（如川乌、草乌、附子、雪上一枝蒿等）同用。

📖 主治

用于热病烦渴，肺热燥咳，内热消渴，疮疡肿毒。

🏺 配伍应用

热病烦渴：可与麦冬、芦根等同用；或与五味子、生地黄同用，如天花散（《仁斋直指方论》）。燥伤肺胃，咽干口渴：与沙参、玉竹、麦冬等同用，如沙参麦冬汤（《温病条辨》）。

燥热伤肺，干咳少痰、痰中带血等肺热燥咳证：可与麦冬、天冬、生地黄等同用，如滋燥饮（《杂病源流犀烛》）。

燥热伤肺，气阴两伤之咳喘咯血：取瓜蒌根与人参同用，如参花散（《万病回春》）。

地榆

- 性味归经：
  苦、酸、涩，微寒。
  归肝、大肠经。

- 功效：
  凉血止血，解毒
  敛疮。

- 用量用法：
  9～15克，煎服。
  或入丸、散。外
  用：适量，研末
  涂敷患处。止血
  多炒炭用，解毒
  敛疮多生用。

🌀 地榆疗崩漏，止血止痢

【白话解析】

地榆善治热血妄行的崩漏，有凉血、止血、止痢的功效。

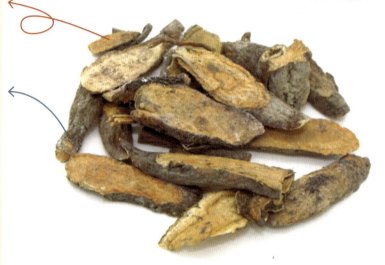

虚寒性便血、下痢、崩漏及出血有瘀者慎用。

📖 主治

用于便血、痔血、血痢、崩漏，水火烫伤及痈肿疮毒。

🏺 配伍应用

便血（因于热甚）：常配伍生地黄、黄芩、白芍、槐花等，
如约营煎（《景岳全书》）。

痔疮出血（血色鲜红）：常与槐角、黄芩、防风、枳壳等
同用，如槐角丸（《太平惠民和剂局方》）。

血热甚，崩漏量多色红，兼见口燥唇焦：与黄芩、生地黄、
牡丹皮等同用，如治崩极验方（《女科辑要》）。

✏️ 读书笔记

昆布

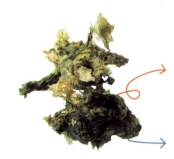

• 性味归经:
咸, 寒。归肝、
胃、肾经。

• 功效:
消痰软坚, 利水
消肿。

• 用量用法:
6～12克, 煎服。

🌀 **昆布破疝气, 散瘿散瘤**

【白话解析】

昆布消痰散瘿瘤, 除疝气肿痛。

脾虚便溏者及妊娠期女性禁用。

📖 **主治**

用于瘿瘤、瘰疬、睾丸肿痛, 痰饮水肿。

🫙 **配伍应用**

常与海藻相须而用。

相须而用: 两种功
致相似的药物一起
使用功效更强。

淡竹叶

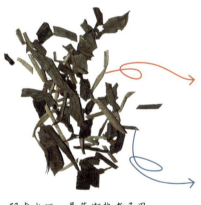

• 性味归经:
甘、淡, 寒。归
心、小肠、胃经。

• 功效:
清热生津, 清心
除烦, 利尿。

• 用量用法:
5～15克, 煎服。
鲜品15～30克。

🌀 **疗伤寒、解虚烦,
淡竹叶之功倍**

【白话解析】

淡竹叶治疗伤寒病, 尤
其善于治疗因虚而致的
心胸烦热。

阴虚火旺、骨蒸潮热者忌用。

📖 **主治**

用于热病口渴、心烦、小便赤涩、淋浊, 口糜舌疮, 牙
龈肿痛。

🫙 **配伍应用**

热病伤津, 烦热口渴: 常配石膏、玄参、知母等用, 如清
瘟败毒饮 (《疫疹一得》)。

牡丹皮

- 性味归经:
苦、辛、微寒。
归心、肝、肾经。

牡丹皮可除结气、破瘀血

【白话解析】

牡丹皮凉血化瘀，善清血分邪热，散血中瘀滞。

- 功效:
清热凉血，活血
化瘀。

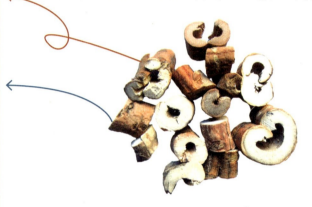

- 用量用法:
6~12克，煎服。
清热凉血宜生
用，活血祛瘀宜
酒炙用。

血虚有寒、月经过多及妊娠期女性不宜用。

主治

用于热入营血，温毒发斑，吐血衄血，夜热早凉，无汗骨蒸，经闭痛经，痈肿疮毒，跌仆伤痛。

骨蒸: 虚热的一
种。形容阴虚潮
热的热气自里透
发而出。

配伍应用

温病热入营血，迫血妄行所致发斑、吐血、衄血: 与水牛角、赤芍、生地黄等同用。

热毒发斑: 与栀子、黄芩、大黄等同用，如牡丹汤（《圣济总录》）。

血热吐衄: 与大蓟、小蓟、茜草根等同用，如十灰散（《十药神书》）。

阴虚血热吐衄: 与栀子、熟地黄等同用，如滋水清肝饮（《医宗己任编》）。

读书笔记

知母

🌀 知母止嗽而骨蒸退

【白话解析】

知母功善清肺润肺治咳嗽，滋阴润燥除骨蒸。

• 功效：
清热泻火，滋阴
润燥。

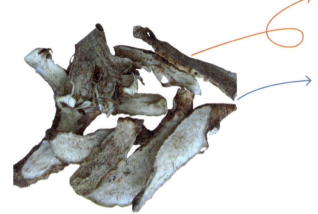

• 用量用法：
6～12克，煎服。

脾虚便溏者不宜用。

📖 主治

用于外感热病，高热烦渴，肺热燥咳，骨蒸潮热，内热消渴，肠燥便秘。

🍯 配伍应用

外感热病，高热烦渴：常与石膏相须为用，如白虎汤（《伤寒论》）。

肺热燥咳：常配伍贝母，如二母散（《证治准绳》）。

肺燥久嗽气急：与杏仁、莱菔子同用，如宁嗽煎（《奇方类编》）。

阴虚火旺所致骨蒸潮热、盗汗、心烦：常配黄柏、生地黄等用，如知柏地黄丸（《医宗金鉴》）。

牡蛎

- 性味归经:
咸,微寒。归肝、
胆、肾经。

- 功效:
重镇安神,潜阳
补阴,软坚散结。

- 用量用法:
9～30克,煎服。
宜打碎先煎。外
用:适量。收敛
固涩宜煅用,其
他宜生用。

牡蛎涩精而虚汗收

【白话解析】

牡蛎煅用收敛固涩,用于自汗、盗汗、遗精、滑精。

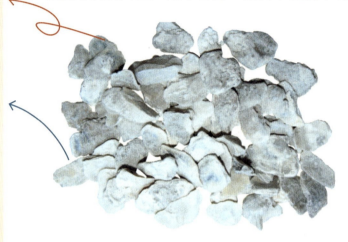

妊娠期女性不宜服用,体质虚寒者慎服。

主治

用于惊悸失眠,眩晕耳鸣,瘰疬痰核。癥瘕痞块。煅牡蛎
收敛固涩,制酸止痛,用于自汗盗汗,遗精滑精,崩漏带
下,胃痛吞酸。

配伍应用

心神不安,惊悸怔忡,失眠多梦等: 与龙骨相须为用,如
桂枝甘草龙骨牡蛎汤(《伤寒论》);也可配伍琥珀、朱砂、
酸枣仁等用。

水不涵木,阴虚阳亢,头目眩晕,烦躁不安,耳鸣: 与龟甲、
龙骨、白芍等同用,如镇肝熄风汤(《医学衷中参西录》)。

水不涵木:肾阴
虚不能滋养肝
阴,出现肝阴不
足,虚风内动的
症状。

贝母（平贝母）

● **贝母清痰止咳嗽而利心肺**

【白话解析】

贝母清热化痰止咳，又能清心润肺。

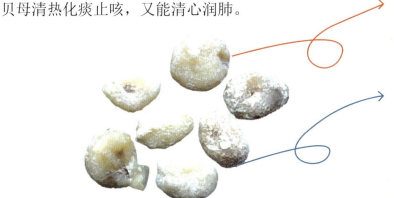

不宜与川乌、制川乌、草乌、制草乌、附子同用；
脾胃虚寒及有湿痰者不宜服用。

主治

用于肺热燥咳，干咳少痰，阴虚劳嗽，痰中带血，瘰疬，乳痈，肺痈。

配伍应用

肺阴虚劳嗽，久咳有痰：常配伍麦冬、沙参等以养阴润肺、化痰止咳。

肺热、肺燥咳嗽：常配伍知母以清肺润燥，化痰止咳，如二母散（《证治准绳》）。

痰火郁结之瘰疬：常与牡蛎、元参等同用，如消瘰丸（《医学心悟》）。

热毒壅结之乳痈、肺痈：常与鱼腥草、蒲公英等同用，以清热解毒，消肿散结。

● 性味归经：
苦，微寒。归肺、心经。

● 功效：
清热润肺，化痰止咳。

● 用量用法：
3～10克，煎服。研末服，1～2克。

乳痈：以乳房红肿热痛，乳汁排出不畅，以致结脓或痈的急性化脓性疾病。

肺痈：指由于热毒郁结于肺，以致肺叶生疮，肉败血腐，形成脓疡，以发热、咳嗽、胸痛、呕吐腥臭浊痰，甚则呕吐血痰为主要临床表现的症状。

桔梗

桔梗开肺利胸膈而治咽喉

【白话解析】

桔梗开宣肺气，通利胸膈，祛痰利咽，善治喉咙肿痛。

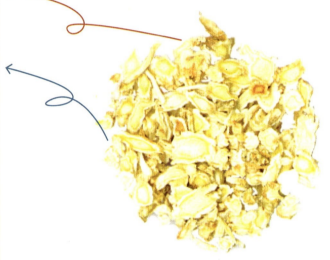

呕吐、呛咳、眩晕、阴虚火旺咳血等不宜用，
胃、十二指肠溃疡者慎服。

- 性味归经：
苦、辛，平。归
肺经。

- 功效：
宣肺，利咽，祛
痰，排脓。

- 用量用法：
3～10克，煎服。
或入丸、散。

读书笔记

主治

用于咳嗽痰多，胸闷不畅，咽痛音哑，肺痈吐脓。

配伍应用

咳嗽痰多，胸闷不畅：风寒者，配伍杏仁、紫苏，如杏
苏散（《温病条辨》）；风热者，配菊花、桑叶、杏仁，
如桑菊饮（《温病条辨》）；若治痰滞胸痞，常配伍枳壳。

外邪犯肺，咽痛失音：常与甘草、牛蒡子等用，如桔梗汤
（《金匮要略》）及加味柑橘汤（《医学心悟》）。

黄芩

● 性味归经：
苦，寒。归肺、
胆、脾、大肠、
小肠经。

若夫黄芩治诸热，兼主五淋

【白话解析】

黄芩清热善治各种热性病证，兼治五淋。

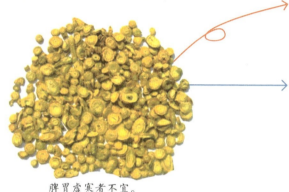

脾胃虚寒者不宜。

● 功效：
清热燥湿，泻火解
毒，止血，安胎。

● 用量用法：
3～10克，煎服。
清热多生用，安
胎多炒用，清上
焦热可酒炙用，
止血可炒炭用。

主治

用于湿温、暑湿，胸闷呕恶，湿热痞满，泻痢，黄疸，肺
热咳嗽，高热烦渴，血热吐衄，痈肿疮毒，胎动不安。

配伍应用

湿热中阻，痞满呕吐：与干姜、黄连、半夏等同用，如半
夏泻心汤（《伤寒论》）。

大肠湿热之泄泻、痢疾：与葛根、黄连等同用，如葛根黄
芩黄连汤（《伤寒论》）。

湿热黄疸：与栀子、茵陈同用。

肺热壅遏所致咳嗽痰稠：可单用，如清金丸（《丹溪心法
附余》）。

壅遏：阻塞。

肺热咳嗽气喘：与桔梗、桑白皮、杏仁同用，如清肺汤（《万
病回春》）。

槐花

● 性味归经：
苦，微寒。归肝、
大肠经。

● 功效：
凉血止血，清肝
泻火。

● 用量用法：
9～15克，煎服。
或入丸、散。外
用：适量，研末
涂敷患处。止血
多炒炭用，解毒
敛疮多生用。

🐚 槐花治肠风，亦医痔痢

【白话解析】

槐花治疗肠风下血，也能治疗便血、痔血、血痢。

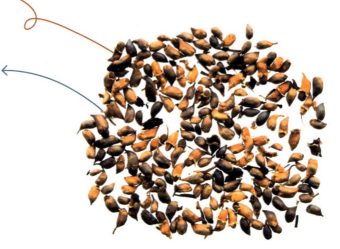

脾胃虚寒及阴虚发热而无实火者慎用。

📖 主治

用于便血、痔血、血痢、崩漏、吐血、衄血，肝热目赤，
头痛眩晕。

🍶 配伍应用

新久痔血： 常与地榆、黄连等用，如榆槐脏连丸（《成方
便读》）。

便血属血热其： 常与山栀配伍，如槐花散（《经验良方》）。

目赤，头痛： 可用单味煎汤代茶饮，或与菊花、夏枯草等
同用。

常山

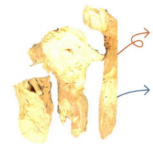

- 性味归经：
苦、辛，寒。归肺、肝、心经。

- 功效：
涌吐痰涎，截疟。

- 用量用法：
5～9克，煎服。入丸、散酌减。涌吐可生用，截疟宜酒制用。

体虚者及妊娠期女性不宜服用。

🌀 常山理痰结而治温疟

【白话解析】
常山涌吐痰涎，祛痰散结，并善治疟疾。

📖 主治
用于痰饮停聚，胸膈痞塞，疟疾。

🏺 配伍应用
胸中痰饮：常山配甘草，水煎和蜜温服。

葶苈子

- 性味归经：
辛、苦，大寒。归肺、膀胱经。

- 功效：
泻肺平喘，利水消肿。

- 用量用法：
3～10克，煎服，包煎。

🌀 葶苈泻肺喘而通水气

【白话解析】
葶苈子泻肺平喘治喘咳痰多，又能利水消肿治水肿尿少。

肺虚喘促、脾虚肿满、膀胱气虚、小便不利者忌用。

📖 主治
用于痰涎壅肺，喘咳痰多，胸胁胀满，不得平卧，胸腹水肿，小便不利。

🏺 配伍应用
痰涎壅盛，喘息不得平卧：常配伍大枣以缓其性，如葶苈大枣泻肺汤（《金匮要略》），也常与苏子、桑白皮、杏仁等同用。

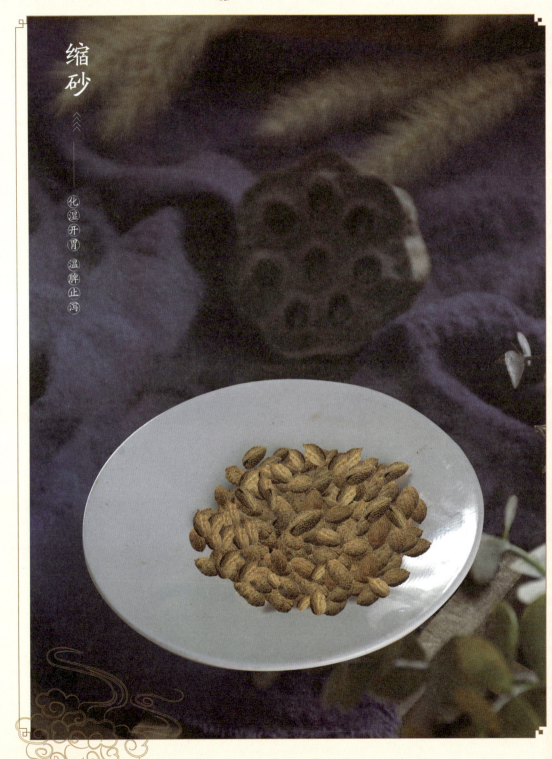

缩砂

化湿开胃 温脾止泻

第二章
热性药赋

药有温热，又当审详

药物的性能有温性，也有热性，应当详加审察。

荜茇

温中散寒，下气止痛

生姜

解表散寒，温中止呕，
温肺止咳

五味子

收敛固涩，益气生津，
补肾宁心

腽肭脐

温肾壮阳，益精补髓

川芎

活血行气，祛风止痛

续断

补肝肾，强筋骨，
续折伤，止崩漏

麻黄

发汗散寒，宣肺平喘，
利水消肿

韭子（韭菜子）

温补肝肾，壮阳固精，
健脾暖胃

川乌

祛风除湿，温经止痛

天雄

祛风，散寒，燥湿，
益火助阳

川椒

温中止痛，杀虫止痒

干姜

温中散寒，回阳通脉，
温肺化饮

胡芦巴

温肾助阳，祛寒止痛

卷柏

活血通经

白术

健脾益气，燥湿利水，
止汗，安胎

菖蒲（石菖蒲）

化痰开窍，除湿健胃，
醒神益智

丁香

温中降逆，补肾助阳

良姜（高良姜）

温胃止呕，散寒止痛

肉苁蓉

补肾阳，益精血，
润肠通便

石硫黄（硫黄）

助阳通便，解毒杀虫

胡椒

温中散寒，下气，
消痰，解毒

秦椒（花椒）

温中止痛，杀虫止痒

吴茱萸

散寒止痛，降逆止呕，
助阳止泻

灵砂（朱砂）

清心镇惊，安神解毒

荜澄茄

温中散寒，行气止痛

蓬莪术（莪术）

行气破血，消积止痛

缩砂（砂仁）

化湿开胃，温脾止泻，
理气安胎

附子

回阳救逆，补火助阳，
散寒止痛

白豆蔻

化湿行气，温中止呕，
开胃消食

乳香

活血止痛，消肿生肌

红豆蔻

温中散寒，祛湿醒脾，
消食

干漆

破瘀通络，消积杀虫

鹿茸

壮肾阳，益精血，
强筋骨

虎骨

祛风通络，强筋健骨

檀香

行气温中，开胃止痛

鹿角

补肾助阳，强筋健骨

米醋（醋）

散瘀，止血，解毒，杀虫

紫苏

发散风寒，行气和胃

扁豆（白扁豆）

健脾化湿，和中消暑

酒

通血脉，御寒气，
行药势

麝香

开窍醒神，活血通经，
消肿止痛

葱

发汗解表，通阳，利尿

五灵脂

活血止痛，化瘀止血

当归

补血活血，调经止痛，
润肠通便

乌贼骨（海螵蛸）

收敛止血，涩精止带，
制酸止痛，收湿敛疮

鹿角胶

温补肝肾，益精养血

白花蛇

祛风，通络，止痉

乌梢蛇

祛风湿，通经络，止痉

乌药

行气止痛，温肾散寒

禹余粮

涩肠止泻，收敛止血

巴豆

泻寒积，通关窍，
逐痰，行水，杀虫

独活

祛风除湿，通痹止痛

山茱萸

补益肝肾，收涩固脱

白石英

镇静安神，温补肺肾，
利小便

厚朴

燥湿消痰，下气除满

肉桂

补火助阳，引火归元，
散寒止痛，温通经脉

鲫鱼

健脾利湿

代赭（赭石）

平肝镇逆，凉血止血

沉香

行气止痛，温中止呕，
纳气平喘

麒麟竭（血竭）

活血定痛，化瘀止血，
生肌敛疮

麋茸

壮阳，补精，强筋，
益血

橘皮（陈皮）

理气健脾，燥湿化痰

此六十二种药性之热者也。

【白话解析】这62种完全是热性的药物。

荜茇 (bì bá)

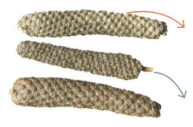

- 性味归经：
  辛，热。归胃、
  大肠经。

欲温中以荜茇

【白话解析】
如果要温中散寒，治疗脘腹
冷痛，宜选荜茇。

- 功效：
  温中散寒，下气
  止痛。

阴虚火旺者忌内服。

- 用量用法：
  1～3克，煎服。
  外用：适量，研
  末塞龋齿孔中。

主治
用于脘腹冷痛，呕吐，泄泻，寒凝气滞，胸痹心痛，
头痛，牙痛。

配伍应用
脾胃虚寒之腹痛冷泻：与干姜、白术、肉豆蔻等同用，如
荜茇散（《圣济总录》）。

生姜

- 性味归经：
  辛，微温。归脾、
  胃、肺经。

用发散以生姜

【白话解析】
生姜多用于解表散寒。

- 功效：
  解表散寒，温中
  止呕，温肺止咳。

阴虚内热、
血热妄行者忌服。

主治
用于风寒感冒，胃寒呕吐，寒痰咳嗽。

- 用量用法：
  3～9克。

配伍应用

感冒：煎汤，加红糖趁热服用，可得汗而解。

血热妄行：指热
入血分，损伤血
络而表现的出血
症候。

五味子

- 性味归经：
  酸、甘、温。归
  肺、心、肾经。

- 功效：
  收敛固涩，益气
  生津，补肾宁心。

- 用量用法：
  2～6克，煎服。
  研末服，1～3克。

五味子止嗽痰，且滋肾水

【白话解析】

五味子能敛肺气止痰嗽，又能滋肾水。

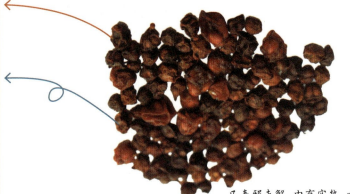

凡表邪未解、内有实热、咳嗽初起、
麻疹初期者，均不宜服用。

主治

用于久咳虚喘，梦遗滑精，遗尿尿频，久泻不止，自汗盗
汗，津伤口渴，内热消渴，心悸失眠。

配伍应用

肺虚久咳：与罂粟壳同用，如五味子丸（《卫生家宝方》）。

肺肾两虚喘咳：与熟地黄、山茱萸、山药等同用，如都气
丸（《医宗己任编》）。

寒饮咳喘：与细辛、麻黄、干姜等同用，如小青龙汤（《伤
寒论》）。

自汗、盗汗：与麻黄根、牡蛎等同用。

滑精：与附子、桑螵蛸（piāo xiāo）、龙骨等同用，如
桑螵蛸丸（《世医得效方》）。

读书笔记

腽肭脐

性味归经：
咸，热。归肝、
肾经。

🌀 腽肭 (wà nà) 脐疗痨瘵 (láo zhài)，
更壮元阳

【白话解析】

腽肭脐即海狗肾，能治疗诸虚百损，更能暖肾壮阳。

功效：
温肾壮阳，益精
补髓。

用量用法：
每次1～3克，
研末服，每日
2～3次，入丸、
散或泡酒服。

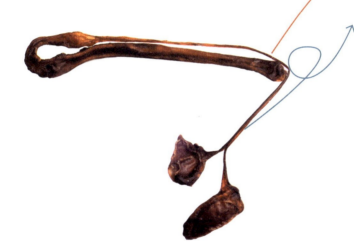

阴虚火旺及骨蒸劳嗽者忌用。

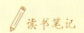

📖 主治

用于肾部衰弱，阳痿遗精，腰膝痿弱无力。

🫕 配伍应用

阳痿精冷，精少不育：与鹿茸、人参、附子等同用，增强
壮阳散寒、暖肾益精之效，如腽肭脐丸（《严氏济生方》）。

精少不育：与紫河车、鹿茸、人参同用。

肾阳衰微，心腹冷痛：与甘松、吴茱萸、高良姜等同用，
共收补阳散寒之功，如腽肭脐散（《圣济总录》）。

✏️ 读书笔记

川芎

- 性味归经:
辛,温。归肝、
胆、心包经。

原夫川芎祛风湿,补血清头

【白话解析】
川芎祛风湿,散瘀血,养心血,清头风,止头痛。

- 功效:
活血行气,祛风
止痛。

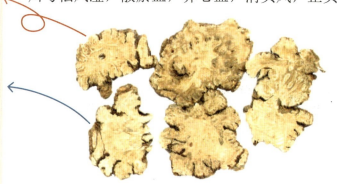

- 用量用法:
3～10克,煎服,
或研末吞服,
每次1～1.5克。

阴虚火旺、多汗、热盛及无瘀之出血证和妊娠期女性,均当慎用。

主治
用于胸痹心痛,胸胁刺痛,跌仆肿痛,月经不调,经闭痛经,癥瘕腹痛,头痛,眩晕,风湿痹痛。

配伍应用
肝郁气滞之胁痛: 常配伍柴胡、香附、白芍,如柴胡疏肝散(《景岳全书》)。

肝血瘀阻,积聚痞块、胸胁刺痛: 多与红花、桃仁等同用,如血府逐瘀汤(《医林改错》)。

血瘀经闭、痛经: 与桃仁、赤芍等同用,如血府逐瘀汤(《医林改错》)。

寒凝血瘀: 可配伍当归、桂心等,如温经汤(《妇人大全良方》)。

读书笔记

续断

● 性味归经:
苦、辛, 微温。
归肝、肾经。

续断治崩漏, 益筋强脚

【白话解析】

续断治疗崩漏下血, 并有补肝肾、强筋骨、壮腰强脚之功效。

● 功效:
补肝肾, 强筋骨,
续折伤, 止崩漏。

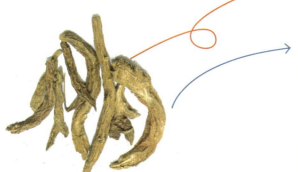

● 用量用法:
9~15克, 煎服。
或入丸、散。外
用: 适量, 研末
敷。崩漏下血宜
炒用。

不宜与雷丸同用。风湿热痹者忌服, 初痢勿用, 怒气郁者禁用。

主治

用于肝肾不足, 腰膝酸软, 风湿痹痛, 跌仆损伤, 筋伤骨折, 崩漏, 胎漏。酒续断多用于风湿痹痛, 跌仆损伤, 筋伤骨折。盐续断多用于腰膝酸软。

配伍应用

阳痿不举, 遗精遗尿: 与肉苁蓉、鹿茸、菟丝子等同用, 如鹿茸续断散(《鸡峰普济方》); 或与蛇床子、远志、薯蓣等同用, 如远志丸(《外台秘要》)。

滑泄不禁: 与茯苓、龙骨等同用, 如锁精丸(《瑞竹堂经验方》)。

肝肾不足, 腰膝酸痛: 与杜仲、草薢、牛膝等同用, 如续断丹(《证治准绳》)。

读书笔记

麻黄

- 性味归经:
  辛、微苦,温。
  归肺、膀胱经。

- 功效:
  发汗散寒,宣肺
  平喘,利水消肿。

- 用量用法:
  2～10克,煎服。
  发汗解表宜生
  用,止咳平喘多
  炙用。

读书笔记

麻黄表汗以疗咳逆

【白话解析】

麻黄发汗解表,治疗外感风寒及咳嗽喘逆。

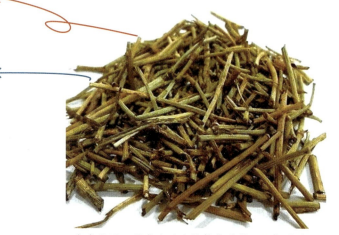

表虚自汗、阴虚盗汗及肺肾虚喘者,均应慎用。

主治

用于风寒感冒,胸闷喘咳,风水水肿。蜜麻黄润肺止咳,

多用于表证已解,气喘咳嗽。

配伍应用

风寒感冒: 每与桂枝相须为用,以增强发汗散寒解表之力。

因麻黄兼有平喘之功,对风寒表实有喘逆咳嗽者尤为适

宜,如麻黄汤(《伤寒论》)。

风寒外束、肺气壅遏的喘咳: 常配伍甘草、杏仁,如三拗

(ào)汤(《太平惠民和剂局方》)。

寒痰停饮、咳嗽气喘、痰多清稀: 常配伍细辛、半夏、干

姜等,如小青龙汤(《伤寒论》)。

韭子（韭菜子）

● 性味归经：
辛、甘，温。归
肝、肾经。

韭子壮阳而医白浊

【白话解析】

韭子壮阳固精，善治男子阳痿遗精，女子白淫带下。

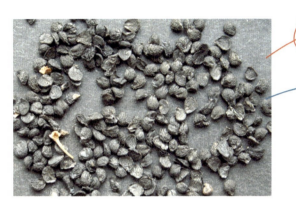

阴虚火旺者忌服。

● 功效：
温补肝肾，壮阳
固精，健脾暖胃。

● 用量用法：
3～9克，煎服，
或入丸、散。

主治

用于肾部衰弱，阳痿遗精，腰膝痿弱无力。

配伍应用

肾阳虚衰，下元虚冷之阳痿不举、遗精遗尿：单用本品
（《本草纲目》）；或与车前子、麦冬、菟丝子等同用，
如尿精梦泄露方（《外台秘要》）；也可与龙骨、补骨脂、
益智仁等同用（《魏氏家藏方》）。

肾阳不足，带脉失约，白带白淫：可单用，如《备急千金
要方》；或以本品醋煮，焙干，研末，炼蜜为丸，空心温
酒送服。

白淫：指男子尿
出白物如精及女
子欲念太过，而
从阴道中流出白
色或黄色黏液。

肝肾不足，筋骨痿软，步履维艰，屈伸不利：可以单用；
也可与巴戟天、仙茅、枸杞子等壮阳益精药物同用。

川乌

🌀 川乌破积，有消痰治风痹之功

性味归经：
辛、苦，热；有大毒。归心、肝、肾、脾经。

【白话解析】

川乌有破冷积、消寒痰、祛风除湿的功效，善治风寒湿痹，关节疼痛。

功效：
祛风除湿，温经止痛。

用量用法：
1.5～3克，水煎服。内服须炮制后用，入汤剂应先煎1～2小时，以减轻其毒性。外用：适量。

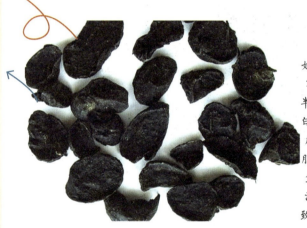

妊娠期女性禁用，不宜与贝母类、半夏、白蔹（liǎn）、白芨（jí）、天花粉、瓜蒌等同用；内服一般应炮制用，生品内服慎用；酒浸、酒煎服易致中毒，应慎用。

📖 主治

用于风寒湿痹，关节疼痛，心腹冷痛，寒疝作痛及麻醉止痛。

历节：此病是以关节红肿、剧烈疼痛、不能屈伸为特点的一种疾病。

🏺 配伍应用

寒湿侵袭，历节疼痛，不可屈伸：与麻黄、甘草、芍药等同用，如乌头汤（《金匮要略》）。

寒湿瘀血留滞经络，肢体筋脉挛痛、关节屈伸不利、日久不愈：与地龙、草乌、乳香等同用，如活络丹（《太平惠民和剂局方》）。

心痛彻背，背痛彻心：常配伍赤石脂、蜀椒、干姜等，如乌头赤石脂丸（《金匮要略》）。

天雄

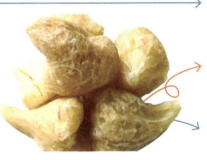

同川乌的禁忌。

- 性味归经：
  辛，热，有大毒。
  归心、肾、脾经。

🌀 天雄散寒，为祛湿助精阳之药

【白话解析】

天雄为散寒燥湿，补肾阳，益精气的药物。

- 功效：
  祛风，散寒，燥湿，益火助阳。

- 用量用法：
  1.5～3克，水煎。

📖 主治

用于风寒湿痹，历节风痛，四肢拘挛，心腹冷痛，疝癖癥瘕。

瘕癖：是指脐腹偏侧或胁部时有经脉攻撑急痛的一种症状。

川椒

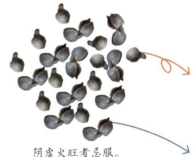

阴虚火旺者忌服。

- 性味归经：
  辛，温。归脾、胃、肾经。

🌀 观夫川椒达下

【白话解析】

从川椒散寒燥湿的功效来看，偏于治疗下焦寒湿。

- 功效：
  温中止痛，杀虫止痒。

- 用量用法：
  3～6克，水煎。
  外用：适量。

📖 主治

用于脘腹冷痛，呕吐泄泻，虫积腹痛。外治湿疹，阴痒。

🍯 配伍应用

腹冷寒，胀满：同细茶一起少许水煎服，如川椒茶（《李氏医鉴》）。

干姜

- 性味归经：
辛，热。归脾、胃、肾、心、肺经。

- 功效：
温中散寒，回阳通脉，温肺化饮。

- 用量用法：
3～10克，煎服。

🖋 读书笔记

干姜暖中

【白话解析】
干姜善温脾胃之阳而除里寒。

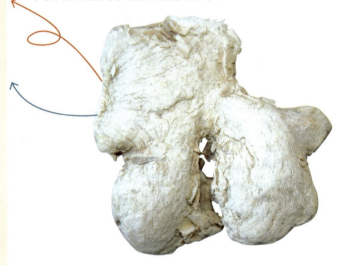

阴虚内热、血热妄行者忌用，妊娠期女性慎用。

📖 主治
用于脘腹冷痛，呕吐泄泻，肢冷脉微，寒饮喘咳。

配伍应用
脾胃虚寒，脘腹冷痛等：多与白术、党参等同用，如理中丸（《伤寒论》）。

寒邪直中脏腑所致腹痛：单用本品研末服（《外台秘要》）。

胃寒呕吐：常配伍高良姜，如二姜丸（《太平惠民和剂局方》）。

上热下寒，寒热格拒，食入即吐：与黄连、黄芩、人参等同用，如干姜黄芩黄连人参汤（《伤寒论》）。

胡芦巴

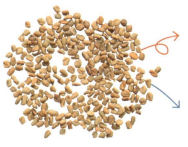

- 性味归经：
  苦，温。归肾经。

- 功效：
  温肾助阳，祛寒
  止痛。

- 用量用法：
  5～10克，煎服。
  或入丸、散。

阴虚火旺及有湿热者忌用。

🌀 胡芦巴治虚冷之疝气

【白话解析】
胡芦巴能补命门之火、壮元
阳，治寒湿凝滞的疝气疼痛。

📖 主治
用于肾阳不足，下元虚冷，小腹冷痛，寒疝腹痛，寒
湿脚气。

🏺 配伍应用
寒疝腹痛，痛引睾丸： 与沉香、附子、茴香子等配伍，
如胡芦巴丸（《太平惠民和剂局方》）。

卷柏

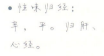

- 性味归经：
  辛，平。归肝、
  心经。

- 功效：
  活血通经。

- 用量用法：
  3～10克，水煎
  服。外用：适量，
  捣敷或研末撒。

妊娠期女性忌服。

🌀 生卷柏破癥瘕而血通

【白话解析】
生卷柏破瘀血，通血脉，善治经闭
癥瘕。

📖 主治
用于经闭痛经，癥瘕痞块，跌扑损伤。卷柏炭化瘀止血。

用于吐血，崩漏，便血，脱肛。

🏺 配伍应用
跌打损伤，局部疼痛： 鲜卷柏单用煎服（《泉州本草》）。

腹痛、喘累及吐血： 卷柏、小血藤、白花草、地胡椒用酒
泡一周，中午空腹服（《四川中药志》）。

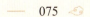

白术

- 性味归经：
  苦、甘，温。归
  脾、胃经。

- 功效：
  健脾益气，燥湿利
  水，止汗，安胎。

- 用量用法：
  6～12克，煎服。
  炒用可增强补气
  健脾止泻作用。

白术消痰壅、温胃，兼止吐泻

【白话解析】
白术燥湿化痰以消除痰浊壅积，温胃健脾而止呕吐泄泻。

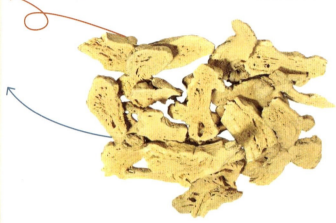

热病伤津及阴虚燥渴者不宜服用。

主治
用于脾虚食少，腹胀泄泻，痰饮眩悸，水肿，自汗，胎动不安。

配伍应用

脾虚有湿，食少便溏或泄泻： 与茯苓、人参等同用，如四君子汤（《太平惠民和剂局方》）。

脾虚中阳不振，痰饮内停： 与温阳化气、利水渗湿之品配伍，如苓桂术甘汤（《金匮要略》）。

汗出不止： 单用本品（《备急千金要方》）。

脾肺气虚，卫气不固，表虚自汗，易感风邪： 与防风、黄芪等同用，以固表御邪，如玉屏风散（《丹溪心法》）。

- 读书笔记

菖蒲（石菖蒲）

• 性味归经：
辛、苦，温。归
心、胃经。

🌀 **菖蒲开心气、散冷，更治耳聋**

【白话解析】

石菖蒲善开通心气，祛除寒湿，尤能通窍而治耳聋、耳鸣。

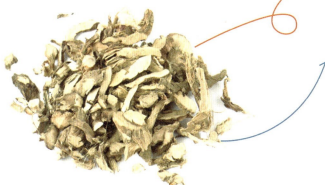

• 功效：
化痰开窍，除湿
健胃，醒神益智。

• 用量用法：
3～6 克，水
煎服。鲜品加
倍。外用适量。

阴虚阳亢及汗多、精滑者慎服。

📖 主治

用于痰厥昏迷，脑卒中，癫痫，惊悸健忘，耳鸣、耳聋，食积腹痛，痢疾泄泻，风湿疼痛，湿疹，疥疮。

🏺 配伍应用

健忘、惊悸、神志不清：与远志、茯苓、龟甲、龙骨等同用（《山东中草药手册》）。

脑卒中，口眼㖞斜：鲜（菖蒲）、冰糖开水炖服（《江西草药手册》）。

痰阻心窍，神志不清：与远志、天竺黄等同用（《宁夏中草药手册》）。

头风眩晕耳鸣或伴有恶心：与菊花、蔓荆子、蝉蜕、赭石、龙骨等同用（《宁夏中草药手册》）。

✏️ 读书笔记

丁香

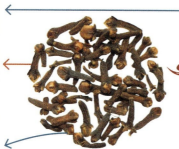

阴虚火旺者慎用。

- 性味归经：
辛，温。归肺、脾、胃、肾经。

- 功效：
温中降逆，补肾助阳。

- 用量用法：
1～3克，煎服。外用：适量。

🌀 丁香快脾胃而止吐逆

【白话解析】
丁香能散寒暖脾胃，降逆止呕，治脾胃虚寒、呃逆呕吐，最为快利。

📖 主治
用于脾胃虚寒，呃逆呕吐，食少吐泻，心腹冷痛，肾虚阳痿。

🍯 配伍应用
脾胃虚寒之吐泻、食少：与砂仁、白术等同用，如丁香散（《沈氏尊生书》）。

良姜（高良姜）

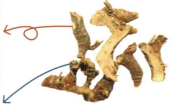

阴虚有热者忌服。

- 性味归经：
辛，热。归脾、胃经。

- 功效：
温胃止呕，散寒止痛。

- 用量用法：
3～6克，煎服。研末服，每次3克。

嗳气吞酸：指打嗝、反酸水。

🌀 良姜止心气痛之攻冲

【白话解析】
高良姜善治寒气攻冲，心胸脘腹冷痛。

📖 主治
用于脘腹冷痛，胃寒呕吐，嗳气吞酸。

🍯 配伍应用
胃寒冷痛：每与炮姜相须为用，如二姜丸（《太平惠民和剂局方》）。

肉苁蓉

●性味归经：
甘、咸、温。归
肾、大肠经。

肉苁蓉填精益肾

【白话解析】

肉苁蓉补肾阳，益精血。

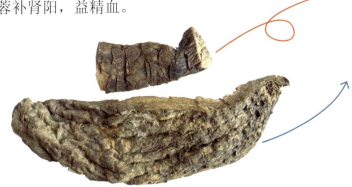

●功效：
补肾阳，益精血，
润肠通便。

●用量用法：
6～10克，煎服。

阴虚火旺及大便泄泻者不宜服用，肠胃实热、大便秘结者也不宜服用。

主治

用于肾阳不足，精血亏虚，阳痿不孕，腰膝酸软，筋骨无力，肠燥便秘。

配伍应用

男子五劳七伤，阳痿不起，小便余沥：与续断、菟丝子、杜仲同用，如肉苁蓉丸（《医心方》）。

肾虚骨痿，不能起动：与巴戟天、杜仲、紫河车等同用，如金刚丸（《张氏医通》）。

津液耗伤所致大便秘结：与麻子仁、沉香同用，如润肠丸（《严氏济生方》）。

肾气虚弱引起的大便不通、小便清长、腰酸背冷：与牛膝、当归、泽泻等同用，如济川煎（《景岳全书》）。

读书笔记

石硫黄（硫黄）

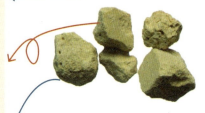

- 性味归经：
  酸，温，有毒。
  归肾、大肠经。

- 功效：
  助阳通便，解毒
  杀虫。

阴虚火旺及妊娠期女性慎服。

- 用量用法：
  内服1.5～3克，炮
  制后入丸散服。
  外用适量，研末
  油调涂敷患处。

❥ 石硫黄暖胃驱虫

【白话解析】
硫黄补火温暖胃肠，驱
虫杀虫止痒。

🔲 主治
用于阳痿，虚寒泻痢，大便冷秘；外用治疥癣，湿疹，癞疮。

🏺 配伍应用
卒得疥疮：麻油摩硫黄涂之（《肘后备急方》）。

胡椒

- 性味归经：
  辛，热。归胃、
  大肠经。

- 功效：
  温中散寒，下气，
  消痰，解毒。

胃热或胃阴虚者忌用。

- 用量用法：
  0.6～1.5克，研
  粉吞服。外用：
  适量。

❥ 胡椒主祛痰而除冷

【白话解析】
胡椒可祛痰消痰，又可温
中散寒。

🔲 主治
用于胃寒呕吐，腹痛泄泻，食欲不振，癫痫痰多。

🏺 配伍应用
寒脘腹冷痛、呕吐：可单用研末入猪肚中炖服，或与荜茇、
高良姜等同用。

反胃及不欲饮食：与姜汁、半夏为丸服之。

秦椒（花椒）

● 性味归经:
辛、温。归脾、
胃、肾经。

🌀 秦椒主攻痛而祛风

【白话解析】

秦椒即花椒，能温中止痛，又能祛风杀虫止痒。

● 功效:
温中止痛，杀虫
止痒。

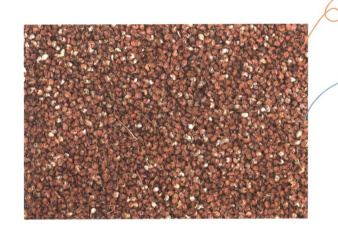

● 用量用法:
3～6克，煎
服。外用：适
量，煎汤熏洗。

阴虚火旺或血热妄行者禁服，妊娠期女性慎服。

📖 主治

用于脘腹冷痛，呕吐泄泻，虫积腹痛；外治湿疹，阴痒。

🍯 配伍应用

外寒内侵，胃寒腹痛、呕吐等： 常与白豆蔻、生姜等同用。

脾胃虚寒，脘腹冷痛、呕吐、不思饮食等：与人参、干姜
等同用，如大建中汤（《金匮要略》）。

夏伤湿冷，泄泻不止： 与肉豆蔻同用，如川椒丸（《小儿
卫生总微论方》）。

虫积腹痛，手足厥逆，烦闷吐蛔等： 常与干姜、乌梅、黄
柏等同用，如乌梅丸（《伤寒论》）。

🖊 读书笔记

吴茱萸

- 性味归经：
辛，苦，热，有
小毒。归肝、脾、
胃、肾经。

- 功效：
散寒止痛，降逆
止呕，助阳止泻。

- 用量用法：
2～5克，煎服。
外用：适量。

五更泄泻：黎明
前腹痛作泻。

🌀 吴茱萸疗心腹之冷气

【白话解析】

吴茱萸善于治疗肝经受寒、冷气攻冲所致的心腹痛，
寒疝冷痛。

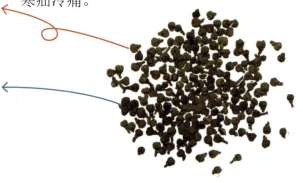

不宜多用、久服，阴虚有热者忌用。

📖 主治

用于厥阴头痛，寒疝腹痛，寒湿脚气，经行腹痛，脘腹胀
痛，呕吐吞酸，五更泄泻。

🏺 配伍应用

厥阴头痛，干呕吐涎沫，苔白脉迟等：与人参、生姜等
同用，如吴茱萸汤（《伤寒论》）。

寒疝腹痛：与小茴香、木香、川楝子等同用，如导气汤
（《医方简义》）。

冲任虚寒，瘀血阻滞之痛经：与桂枝、川芎、当归等同用，
如温经汤（《金匮要略》）。

寒湿脚气肿痛，或上冲入腹：与木瓜、槟榔、苏叶等同用，
如鸡鸣散（《类编朱氏集验医方》）。

灵砂（朱砂）

• 性味归经：
甘，微湿；有毒。
归心经。

• 功效：
清心镇惊，安神
解毒。

• 用量用法：
0.1~0.5克，多入丸
散服，不宜入煎
剂。外用适量。

灵砂定心脏之怔忡

【白话解析】
善温脾胃，散下焦寒滞。

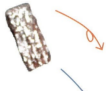

不宜大量服用，也不宜少量久服；妊娠期女性及肝胃功能不全者禁用。

📖 **主治**
用于肾阳不足，下元虚冷，小腹冷痛，寒疝腹痛，寒湿脚气。

🏺 **配伍应用**
寒疝腹痛，痛引睾丸：与川楝子、吴茱萸、巴戟天等同用，如胡芦巴丸（《太平惠民和剂局方》）。

荜澄茄

• 性味归经：
辛，温。归脾、
胃、肾、膀胱经。

• 功效：
温中散寒，行气
止痛。

• 用量用法：
1~3克，煎服。

盖夫散肾冷、助脾胃，须荜澄茄

【白话解析】
如散肾中虚冷，温助脾胃，必选荜澄茄。

阴虚有热及热证者忌用。

📖 **主治**
用于胃寒呕逆，脘腹冷痛，寒疝腹痛，寒湿瘀滞，小便浑浊。

🏺 **配伍应用**
胃寒脘腹冷痛、呕吐、呃逆：可单用或与厚朴、丁香、高良姜等同用。

蓬莪术 (莪术)

疗心痛、破积聚，用蓬莪术

【白话解析】

治疗心腹瘀滞疼痛，破除癥瘕积聚宜选用蓬莪术 (é zhú)。

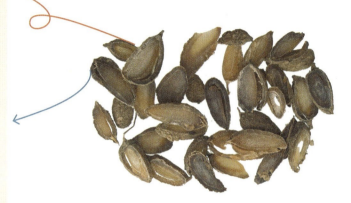

妊娠期女性及月经过多者忌用。

- 性味归经：
辛、苦，温。归肝、脾经。

- 功效：
行气破血，消积止痛。

- 用量用法：
6~9克，煎服。醋制后可加强祛瘀止痛作用。外用：适量。

主治

用于癥瘕痞块，瘀血经闭，胸痹心痛，食积胀痛。

配伍应用

气滞血瘀、食积日久而成的癥瘕积聚及气滞、血瘀、食停、寒凝所致的诸般痛证：常与三棱相须为用。

癥瘕痞块：与当归、三棱、香附等同用，如莪术散（《寿世保元》），并可治经闭腹痛。

胁下痞块：与丹参、鳖甲、三棱、柴胡等同用。

血瘀经闭、痛经：与当归、红花、牡丹皮等同用。

胸痹心痛：与川芎、丹参等同用。

体虚而瘀血久留不去：配伍党参、黄芪等以消补兼施。

读书笔记

缩砂（砂仁）

> 性味归经：
> 辛，温。归脾、
> 胃、肾经。

❧ 缩砂止吐泻安胎、化酒食之剂

【白话解析】

缩砂即砂仁，为止吐、止泻、安胎、化湿、醒酒消食的药物。

> 功效：
> 化湿开胃，温脾止泻，理气安胎。

> 用量用法：
> 3～6克，煎服。入汤剂宜后下。

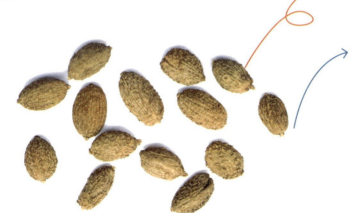

阴虚血燥者慎用。

📖 主治

用于湿浊中阻，脘痞不饥，脾胃虚寒，呕吐泄泻，妊娠恶阻，胎动不安。

🫙 配伍应用

湿阻中焦及脾胃气滞：若湿阻中焦，常与厚朴、枳实、陈皮等同用；若脾胃气滞，可与枳实、木香同用，如香砂枳术丸（《景岳全书》）；若脾胃虚弱，可配伍健脾益气之党参、茯苓、白术等，如香砂六君子汤（《太平惠民和剂局方》）。

脾胃虚寒吐泻：可单用研末吞服，或与附子、干姜等同用。

> ✏️ 读书笔记

附子

🌀附子疗虚寒反胃、壮元阳之力

【白话解析】

附子善治虚寒证、寒性反胃，又能补命火、助元阳。

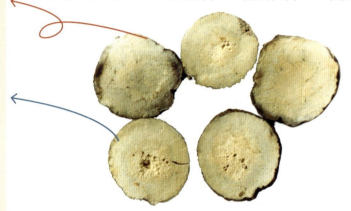

妊娠期女性及阴虚阳亢者忌用，反半夏、瓜蒌、贝母、白蔹、
白芨；生品外用，内服须经炮制。

📖主治

用于亡阳虚脱，肢冷脉微，心阳不足，胸痹心痛，虚寒
吐泻，脘腹冷痛，肾阳虚衰，阳痿宫冷，阴寒水肿，阳
虚外感，寒湿痹痛。

🏺配伍应用

**寒邪入里，直中三阴而见四肢厥冷，恶寒蜷卧，吐泻腹痛，
脉沉迟无力或无脉：**与干姜、人参、肉桂同用，如回阳急
救汤（《伤寒六书》）。

**肾阳不足，命门火衰所致阳痿滑精、宫寒不孕、腰膝冷痛、
夜尿频多：**配伍肉桂、熟地黄、山茱萸等，如右归丸（《景
岳全书》）。

性味归经：
辛、甘，大热；
有毒。归心、肾、
脾经。

功效：
回阳救逆，补火
助阳，散寒止痛。

用量用法：
3～15克，煎服，
久煎。本品有
毒，宜先煎0.5～1
小时，至口尝无
麻辣感为度。

✏️ 读书笔记

白豆蔻

🌀 白豆蔻治冷泻

【白话解析】

白豆蔻善于治疗寒湿中阻的冷泻。

功效：
化湿行气，温中
止呕，开胃消食。

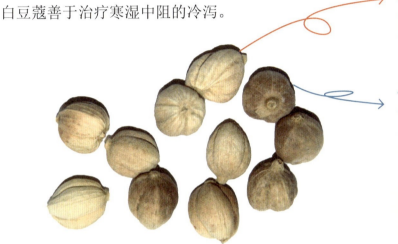

用量用法：
3～6克，煎
服。入汤剂宜
后下。

阴虚血燥者慎用。

📖主治

用于湿浊中阻，不思饮食，湿温初起，胸闷不饥，寒湿呕逆，胸腹胀痛，食积不消。

🏺配伍应用

湿阻中焦及脾胃气滞：与陈皮、藿香等同用；若脾虚湿阻气滞之胸腹虚胀、食少无力，常与黄芪、人参、白术等同用，如白豆蔻丸（《太平圣惠方》）。

湿温初起，胸闷不饥：若湿邪偏重，每与杏仁、薏苡仁等同用，如三仁汤（《温病条辨》）；若热重于湿，又常与滑石、黄芩等同用，如黄芩滑石汤（《温病条辨》）。

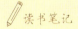
读书笔记

乳香

● 性味归经：
辛、苦，温。归
心、肝、脾经。

● 功效：
活血止痛，消肿
生肌。

● 用量用法：
煎汤或入丸、
散，3～5克，
宜炒去油用。

疗痈止痛于乳香

【白话解析】

如果消散痈肿、制止瘀滞诸痛，选乳香最为适宜。

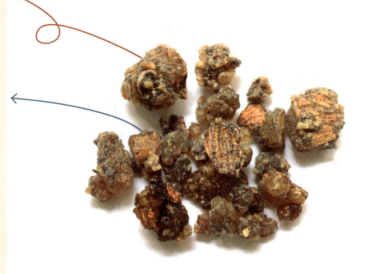

胃弱者慎用，妊娠期女性及无瘀滞者忌用。

主治

用于胸痹心痛，胃脘疼痛，痛经闭经，风湿痹痛，筋脉拘
挛，跌打损伤，痈肿疮疡。

配伍应用

跌打损伤： 与没药、红花、血竭等同用，如七厘散（《良
方集腋》）。

疮疡肿毒初起，红肿热痛： 配伍没药、白芷、金银花等，
如仙方活命饮（《校注妇人良方》）。

红豆蔻

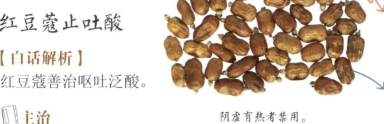

红豆蔻止吐酸

【白话解析】
红豆蔻善治呕吐泛酸。

主治
用于脘腹冷痛，食积胀满，呕吐泄泻，饮酒过多；也可研末掺牙，治疗风寒牙痛。

配伍应用
腹痛体冷，呕沫，不欲食：与荜茇、桂心、白术、当归、人参、附子、白豆蔻、干姜半两、陈橘皮、川椒炼蜜为丸，如红豆蔻丸（《太平圣惠方》）。

- 性味归经：辛，热。归脾、肺经。

- 功效：温中散寒，祛湿醒脾，消食。

- 用量用法：3～6克，入汤剂，生用。

阴虚有热者禁用。

掺：涂抹。

干漆

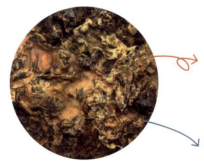

消血杀虫于干漆

【白话解析】
消除瘀血、杀虫宜选用干漆。

主治
用于女性闭经，瘀血癥瘕，虫积腹痛。

妊娠期女性及体虚无瘀者忌用。

配伍应用
小儿蛔虫心痛：单味捣细，罗为散服（《太平圣惠方》）。
喉痹欲绝不可针药：干漆烧烟，以筒吸之（《圣济总录》）。

- 性味归经：辛，温，有毒。归肝、脾经。

- 功效：破瘀通络，消积杀虫。

- 用量用法：2.4～4.5克，入丸、散。外用：烧烟熏。

罗：过罗筛细。

鹿茸

- 性味归经：
甘、咸，温。归
肾、肝经。

- 功效：
壮肾阳，益精血，
强筋骨。

- 用量用法：
1～2克，研末吞
服，或入丸、散。

🌿 **岂知鹿茸生精血，腰脊崩漏之均补**

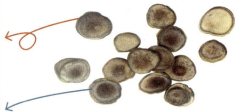

阴虚火旺及有实火者不宜服用。

【白话解析】
应知道鹿茸壮肾阳、
益精血，对肾虚精
亏的腰脊冷痛、筋
骨痿软、崩漏带下
均可治疗。（现已
不用此入方）

阴疽不敛：伤口
长期不愈合。

📖 **主治**
用于肾阳不足，精血亏虚，阳痿滑精，崩漏带下，阴疽不敛。

🍯 **配伍应用**
阳痿不举，小便频数：与山药浸酒服，如鹿茸酒。

虎骨

- 性味归经：
甘、辛，温。归
肝、肾经。

- 功效：
祛风通络，强筋
健骨。

- 用量用法：
9～18克，入丸
剂或浸酒服。

🌿 **虎骨壮筋骨，寒湿毒
风之并祛**

血虚火盛者慎服。

【白话解析】
虎骨强筋健骨，对寒湿毒风
所致病证均可祛除。（现已
不用此入方）

📖 **主治**
用于风湿痹痛，脚膝酸软。

🍯 **配伍应用**
风湿痹痛、风邪偏胜关节疼痛及肝肾亏损、腰膝痿软：可
与木瓜、牛膝、五加皮等浸酒服或与熟地黄、龟甲、锁阳
等制成丸剂服。

檀香

檀香定霍乱，而心气之痛愈

【白话解析】
檀香行气温中以定霍乱，又治心腹寒凝气滞诸痛。

📖 **主治**
用于寒凝气滞，胸膈不舒，胸痹心痛，脘腹疼痛，呕吐食少。

🧉 **配伍应用**
寒凝气滞，胸腹冷痛： 常与砂仁、白豆蔻、丁香等同用，如沉香磨脾散（《仁斋直指方》）。

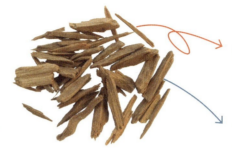

阴虚火旺，气热吐衄者慎服。

- 性味归经：
  辛，温。归脾、胃、心、肺经。

- 功效：
  行气温中，开胃止痛。

- 用量用法：
  2～5克，煎服，宜后下；入丸散，1～3克。

鹿角

鹿角秘精髓，而腰脊之痛除

【白话解析】
鹿角补肾助阳固精，可祛除腰脊冷痛。（现已不用此入方）

📖 **主治**
用于疮疡肿毒、乳痈、产后瘀血腹痛、腰痛、胞衣不下等。

🧉 **配伍应用**
气血亏虚，乳少清稀： 与黄芪、漏芦等同用。

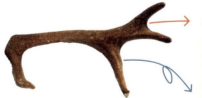

阴虚火旺者忌服。

- 性味归经：
  咸，温。归肝、肾经。

- 功效：
  补肾助阳，强筋健骨。

- 用量用法：
  5～15克，水煎服或研末服。外用磨汁涂或锉末敷。

米醋（醋）

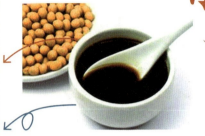

- 性味归经：
酸苦，温。归肝、胃经。

- 功效：
散瘀，止血，解毒，杀虫。

- 用量用法：
入汤剂或拌制药物。外用：烧热熏嗅、含漱或和药调敷。

脾胃湿重、痿痹、筋脉拘挛者慎用。

💊 消肿益血于米醋

【白话解析】
米醋又名苦酒，消痈肿、通血脉宜使用。

📋 主治
用于产后血晕，痃癖癥瘕，黄疸、黄汗，吐血、衄血，大便下血，阴部瘙痒，痈疽疮肿。解鱼肉菜毒。

配伍应用
产后血晕：用铁器烧红，更迭淬醋中，就患者之鼻以熏之（《随息居饮食谱》）。

紫苏

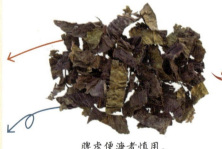

- 性味归经：
辛，温。归肺、脾经。

- 功效：
发散风寒，行气和胃。

- 用量用法：
5～9克，煎服。不宜久煎。

脾虚便溏者慎用。

💊 下气散寒于紫苏

【白话解析】
下气宽中，疏散风寒宜用紫苏。

📋 主治
用于风寒感冒，头痛，咳嗽，胸腹胀满。

配伍应用
风寒感冒：常配伍陈皮、香附等，如香苏散（《太平惠民和剂局方》）。

扁豆（白扁豆）——

• 性味归经：
甘，微温。归脾、
胃经。

扁豆助脾

【白话解析】

扁豆又名白扁豆，能补脾助运。

• 功效：
健脾化湿，和中
消暑。

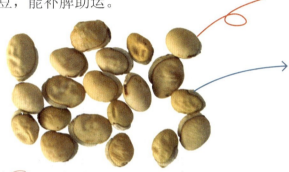

• 用量用法：
9～15克，煎
服。健脾胃宜
用炒扁豆，治
暑湿解毒宜用
生扁豆。

多食能壅气，伤寒邪热炽者勿服；患疟者忌用；生
用有毒，加热使毒性大减，生用研末服宜慎。

壅气：指气体壅
滞，在这里指
腹胀。

主治

用于脾胃虚弱，食欲不振，大便溏泻，白带过多，暑湿
吐泻，胸闷腹胀。炒白扁豆健脾化湿，用于脾虚泄泻，
白带过多。

配伍应用

脾虚湿滞，食少、便溏或泄泻：唯其"味轻气薄，单用无功，
必须同补气之药共用为佳"，如参苓白术散（《太平惠民
和剂局方》），以本品作为人参、白术等物的辅助。

脾虚湿浊下注之白带过多：与苍术、白术、芡实等配伍。

暑湿吐泻，暑多夹湿：如《千金方》单用本品水煎服；偏
于暑热夹湿，与滑石、荷叶等同用；若属暑月乘凉饮冷，
外感于寒，内伤于湿之"阴暑"，配伍散寒解表、化湿和
中之品，如香薷散（《太平惠民和剂局方》）以之与厚朴、
香薷同用。

• • • • • • • • • •
读书笔记

酒

- 性味归经:
甘，苦，辛，温。
归心、肝、肺、
胃经。

- 功效:
通血脉，御寒气，
行药势。

- 用量用法:
温饮、和药同煎或
浸药。外用：淋
洗、漱口或抹涂。

○ 则酒有行药破结之用

【白话解析】

酒有助药力、行气血、破结滞的作用。

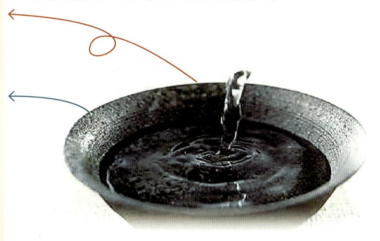

阴虚、失血及湿热甚者忌服。

主治

治风寒痹痛，筋脉挛急，胸痹，心腹冷痛。

配伍应用

胸痹之病，喘息咳嗽，胸背痛，短气：与瓜蒌子、薤白同用，
如瓜蒌薤白白酒汤（《金匮要略》）。

冷气心痛：烧酒入飞盐饮（《本草纲目》）。

寒湿泄泻，小便清：头烧酒饮之（《本草纲目》）。

读书笔记

麝香

● 性味归经:
辛,温。归心、
脾经。

🌀 麝香开窍

【白话解析】
麝香芳香,开窍醒神。

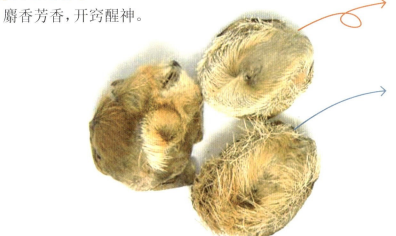

妊娠期女性禁用。

● 功效:
开窍醒神,活血
通经,消肿止痛。

● 用量用法:
每次 0.03 ~ 0.1
克,入丸、散。
外用:适量。不
宜入煎剂。

📖 主治
用于热病神昏,脑卒中痰厥,气郁暴厥,中恶昏迷,经闭,癥瘕,难产死胎,胸痹心痛,心腹暴痛,跌仆伤痛,痹痛麻木,痈肿瘰疬,咽喉肿痛。

🍯 配伍应用
温病热陷心包、痰热蒙蔽心窍、小儿惊风及脑卒中痰厥等热闭神昏:与朱砂、冰片、牛黄等,组成凉开之剂,如安宫牛黄丸(《温病条辨》)、至宝丹(《太平惠民和剂局方》)等。

脑卒中、头昏、胸腹满痛等寒浊或痰湿闭阻气机、蒙蔽神明之寒闭神昏:与安息香、苏合香、檀香等,组成温开之剂,如苏合香丸(《太平惠民和剂局方》)。

🖊 读书笔记

- 性味归经：
辛，微温。归肺、
胃经。

- 功效：
发汗解表，通阳，
利尿。

- 用量用法：
10～30克；外用
适量，捣烂敷脐
部或患处。

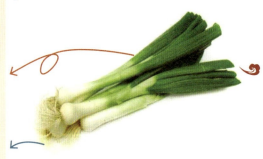

葱

🌀 则葱为通中发汗之需

【白话解析】

葱能温通阳气，发汗透邪所必用。

表虚多汗者忌服。

📖 主治

用于感冒头痛，鼻塞；外用治小便不利，痈疖肿毒。

🏺 配伍应用

感冒轻症：常与豆豉、生姜同用。

下利：指泄泻。

阴寒里盛、阳气不振的下利、脉微：与干姜、附子等同用。

- 性味归经：
苦、咸、甘，温。
归肝经。

- 功效：
活血止痛，化瘀
止血。

- 用量用法：
3～10克，煎服，
宜包煎。

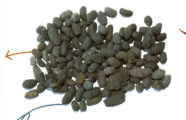

五灵脂

🌀 尝观五灵脂治崩漏，理血气之刺痛

【白话解析】

曾看到五灵脂治疗崩漏下血及气滞血瘀的刺痛。

妊娠期女性慎用。

📖 主治

用于胸胁、脘腹刺痛，痛经，经闭，产后血瘀疼痛，跌扑肿痛，蛇虫咬伤。

🏺 配伍应用

瘀滞疼痛：常与蒲黄相须为用，即失笑散（《太平惠民和剂局方》）。

当归

性味归经：
甘，辛，温。归肝、心、脾经。

当归补虚而养血

【白话解析】

当归补营血之亏虚，有养血活血之功。

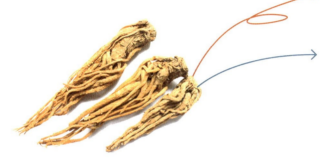

功效：
补血活血，调经止痛，润肠通便。

用量用法：
6～12克，煎服。

湿盛中满、大便泄泻者忌服。

主治

用于血虚萎黄，眩晕心悸，月经不调，经闭痛经，虚寒腹痛，风湿痹痛，肠燥便秘，跌仆损伤，痈疽疮疡。酒当归活血通经，用于经闭痛经，风湿痹痛，跌仆损伤。

配伍应用

血虚血瘀，月经不调，经闭，痛经：常与补血调经药同用，如《太平惠民和剂局方》四物汤，既为补血之要剂，又为妇科调经的基础方；若兼气虚，可配伍黄芪、人参；若兼气滞，可配伍延胡索、香附；若兼血热，可配伍黄连、黄芩，或地骨皮、牡丹皮；若血瘀经闭不通，可配伍红花、桃仁；若血虚寒滞，可配艾叶、阿胶等。

血虚血瘀寒凝之腹痛：与芍药、桂枝、生姜等同用，如当归生姜羊肉汤（《金匮要略》）、当归建中汤（《千金翼方》）。

读书笔记

乌贼骨(海螵蛸)

乌贼骨止带下，且除崩漏目翳

【白话解析】

乌贼骨又叫海螵蛸，能止赤白带下，且善治崩漏下血、目生翳膜。

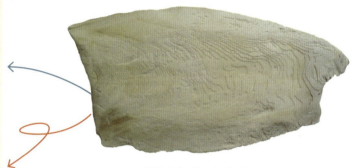

阴虚多热者不宜服用。

主治

用于吐血、衄血，崩漏便血，遗精、滑精，赤白带下，胃痛吞酸；外治损伤出血，湿疹湿疮，溃疡不敛。

配伍应用

肾失固藏之遗精、滑精：与菟丝子、山茱萸、沙苑子等同用。

肾虚带脉不固之带下清稀：与芡实、山药等同用。

赤白带下：与血余炭、白芷同用，如白芷散（《妇人大全良方》）。

崩漏：与棕榈炭、茜草、五倍子等同用，如固冲汤（《医学衷中参西录》）。

吐血、便血：与白芨等分为末服。

外伤出血：单用研末外敷。

鹿角胶

• 性味归经：
甘、咸，温。归
肝、肾经。

鹿角胶住血崩，能补虚羸劳绝

【白话解析】

鹿角胶善治肾阳不足、冲任不顾的崩漏下血，又能助肾阳、益精血、补肝肾，治虚劳羸瘦。

• 功效：
温补肝肾，益精养血。

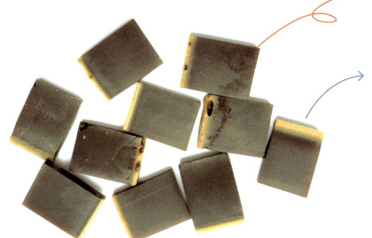

阴虚火旺者忌服。

• 用量用法：
5～15克，用
开水或黄酒加
温烊化服，或
入丸散膏剂。

主治

用于肾阳不足，精血亏虚，虚劳羸瘦，吐衄便血、崩漏之偏于虚寒者，以及阴疽内陷等。

配伍应用

腰膝酸软：可配杜仲、熟地黄、牛膝、狗脊等。

阳虚寒凝，血滞痰阻的阴疽、流注等：与肉桂、麻黄、炮姜等同用，如阳和汤（《外科证治全生集》）。

阴疽、流注：阴疽为寒湿、痰浊侵入体内后，使局部及肤出现肿胀坚硬且皮色不变的毒疮。流注是以发生在肌肉深部的转移性、复发性脓肿中为表现的"全身感染性疾病。

白花蛇

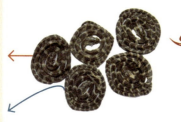

阴虚血少及内热生风者禁服。

- 性味归经：
甘、咸，温，有毒。归肝、脾经。

- 功效：
祛风，通络，止痉。

- 用量用法：
煎服3～4.5克；研粉吞服1～1.5克；浸酒3～9克。

🌀 **白花蛇治瘫痪，疗风痒之癣疹**

【白话解析】
白花蛇能治半身不遂，又善搜风，治皮肤风疹瘙痒、疥癣恶疮。

📖 **主治**
用于风湿顽痹，麻木拘挛，脑卒中、口歪，半身不遂，抽搐痉挛，破伤风，麻风疥癣，瘰疬恶疮。

🏺 **配伍应用**
风湿顽痹：与羌活、防风、当归等同用，如白花蛇酒。

乌梢蛇

血虚生风者忌用。

- 性味归经：
甘、平。归肺、脾、肝经。

- 功效：
祛风湿，通经络，止痉。

- 用量用法：
煎汤，4.5～12克；酒浸或焙干研末为丸、散。外用：烧灰调敷。

热痹：指热毒流注关节，或内有蕴热，复感风寒湿邪，与热相搏而致的痹病。

🌀 **乌梢蛇疗不仁，去疮疡之风热**

【白话解析】
乌梢蛇能治疗肢体麻木不仁，以及风热毒盛所致的疮疡。

📖 **主治**
用于风湿顽痹，肌肤不仁，骨关节结核，风疹疥癣，麻风，破伤风，小儿麻痹症。

🏺 **配伍应用**
风寒湿邪郁而化热，关节红肿热痛成为热痹：可与地龙、防风、薏苡仁等同用。

乌药

乌药有治冷气之理

【白话解析】

乌药有温肾散寒、行气止痛的作用。

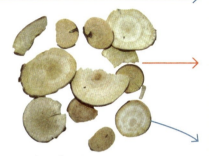

气血虚而有内热者不宜服用。

主治

用于寒凝气滞，胸腹胀痛，气逆喘急，膀胱虚冷，遗尿、尿频，疝气疼痛，经寒腹痛。

配伍应用

胸腹胁肋闷痛：常与甘草、香附等同用，如小乌沉汤（《太平惠民和剂局方》），也可与薤白、延胡索、瓜蒌皮等同用。

- 性味归经：辛，温。归肺、脾、肾、膀胱经。

- 功效：行气止痛，温肾散寒。

- 用量用法：6～10克，煎服；或入丸散。

禹余粮

禹余粮乃疗崩漏之因

【白话解析】

禹余粮善于治疗崩漏、带下等疾。

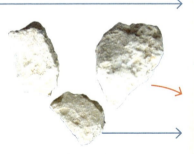

妊娠期女性慎用。

主治

用于疮疡肿毒、乳痈、产后瘀血腹痛、腰痛、胞衣不下等。

配伍应用

冷劳，大肠转泄不止：与乌头同用，如神效太乙丹（《太平圣惠方》）。

- 性味归经：甘、涩，微寒。归胃、大肠经。

- 功效：涩肠止泻，收敛止血。

- 用量用法：9～15克，先煎；或入丸散。

冷劳：多出现在女性中，因气血不足、脏腑虚寒所致的疾病。

巴豆

巴豆利痰水，能破寒积

【白话解析】

巴豆能逐痰、行水，又能泻寒积。

- 性味归经：
辛，热；有大毒。
归胃、大肠经。

- 功效：
泻寒积，通关窍，逐痰，行水，杀虫。

- 用量用法：
入丸、散，0.15～0.3克（用巴豆霜）。外用：适量，研末涂患处，或捣烂以纱布包擦患处。

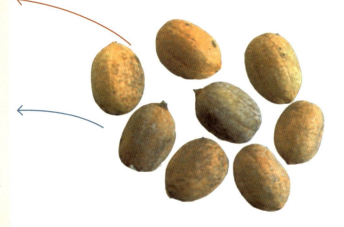

妊娠期女性禁用，体弱者忌用，不宜与牵牛子同用。

主治

用于冷积凝滞，胸腹胀满急痛，血瘕，痰癖，泻痢，水肿；外用治喉风，喉痹，恶疮疥癣。

血瘕：因瘀血聚积所生的有形肿块，为八瘕之一。

痰癖：因痰积癖聚于胸胁之间所致的疾病。

喉风：吸气性呼吸困难。

配伍应用

寒积便秘：可单用巴豆霜，装入胶囊服；或配伍干姜、大黄制丸服，如三物备急丸（《金匮要略》）。

腹水臌胀：可用巴豆配杏仁为丸服（《肘后备急方》）。

痰涎壅塞、胸膈窒闷、肢冷汗出之寒实结胸：与桔梗、贝母同用，如三物小白散（《伤寒论》）。

小儿痰壅、乳食停积甚则惊悸：与朱砂、胆南星、六神曲等同用，如万应保赤散（《经验奇效方》）。

独活

● 性味归经：
辛、苦、微温。
归肾、膀胱经。

❧ 独活疗诸风，不论久新

【白话解析】

独活祛风除湿止痛，治疗宿疾或新患的各种风病。

● 功效：
祛风除湿，通痹
止痛。

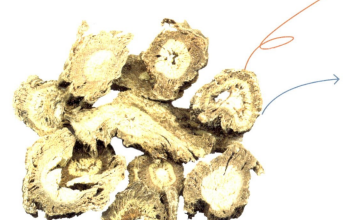

● 用量用法：
3～10克，煎服。
外用：适量。

非风寒湿邪而属气血不足之痹症者忌用。

📖 主治

用于风寒湿痹，腰膝疼痛，少阴伏风头痛，风寒挟湿头痛。

🥣 配伍应用

感受风寒湿邪的风寒湿痹，肌肉、腰背、手足疼痛：与白术、当归、牛膝等同用，如独活汤（《活幼必书》）。

痹证日久正虚，腰膝酸软，关节屈伸不利：与人参、杜仲、桑寄生等同用，如独活寄生汤（《备急千金要方》）。

外感风寒挟湿所致的头痛头重，一身尽痛：多与藁（gǎo）本、羌活、防风等同用，如羌活胜湿汤（《内外伤辨惑论》）。

✎ 读书笔记

山茱萸

- 性味归经:
酸、涩,微温。
归肝、肾经。

山茱萸治头晕遗精之药

【白话解析】

山茱萸为治疗肝肾不足、头晕目眩、阳痿遗精的药物。

- 功效:
补益肝肾,收涩
固脱。

- 用量用法:
6~12克,煎服,急
救固脱20~30克。

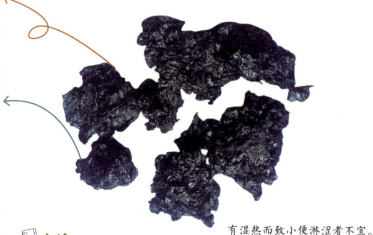

有湿热而致小便淋涩者不宜。

主治

用于眩晕耳鸣,腰膝酸痛,阳痿,遗精,遗尿,尿频,崩漏带下,大汗虚脱,内热消渴。

配伍应用

肝肾阴虚,头晕目眩、腰酸耳鸣:与山药、熟地黄等同用,如六味地黄丸(《小儿药证直诀》)。

命门火衰,腰膝冷痛,小便不利:与附子、肉桂等同用,如肾气丸(《金匮要略》)。

肾虚精关不固之遗精、滑精:与桂枝、附子等同用,肾气丸(《金匮要略》)。

肾虚膀胱失约之遗尿、尿频:与金樱子、覆盆子、桑螵蛸等同用。

读书笔记

白石英

白石英医咳嗽吐脓之人

【白话解析】

白石英善于治疗肺寒咳嗽，肺痈吐脓的患者。

主治

用于惊悸不安，咳嗽气逆。

配伍应用

形寒饮冷，肺气冲逆，作咳作喘，或为哮呛，或为冷怯： 单用煎服（《青囊秘方》）。

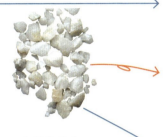

脾胃虚寒者
忌服，不宜久服、多服。

- 性味归经：
  甘，微温。归肺、肾、心经。

- 功效：
  镇静安神，温补肺胃，利小便。

- 用量用法：
  9～15克，煎服，或入丸、散。

厚朴

厚朴温胃而去呕胀，消痰亦验

【白话解析】

厚朴善温肠胃，畅气机，而止呕逆，除腹胀，消痰下气也很效验。

主治

用于湿滞伤中，脘痞吐泻，食积气滞，腹胀便秘，痰饮喘咳。

配伍应用

食积气滞，腹胀便秘： 与枳实、大黄同用，如厚朴三物汤（《金匮要略》）。

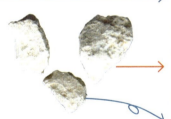

气虚津亏者
及妊娠期女性慎用。

- 性味归经：
  苦、辛，温。归脾、胃、肺、大肠经。

- 功效：
  燥湿消痰，下气除满。

- 用量用法：
  3～10克，煎服；或入丸、散。

肉桂

性味归经：
辛、甘，大热。
归肾、脾、心、
肝经。

功效：
补火助阳，引火
归元，散寒止痛，
温通经脉。

用量用法：
1～5克，煎服；
或入丸、散。外
用：研末调敷或
浸酒涂擦。

读书笔记

肉桂行血而疗心痛，止汗如神

【白话解析】

肉桂温通经脉，善治寒邪凝滞的心腹冷痛，且止汗功效如神。

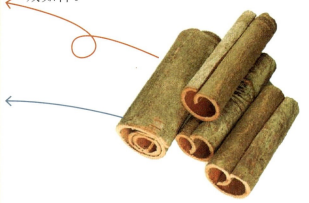

阴虚火旺忌服，妊娠期女性慎服，不宜与赤石脂同用。

主治

用于阳痿宫冷，腰膝冷痛，肾虚作喘，虚阳上浮，眩晕目赤，心腹冷痛，虚寒吐泻，寒疝腹痛，痛经经闭。

配伍应用

肾阳不足，命门火衰的阳痿宫冷，腰膝冷痛，夜尿频多，滑精遗尿等：常配熟地黄、附子、山茱萸等，如肾气丸（《金匮要略》）、右归饮（《景岳全书》）。

寒邪内侵或脾胃虚寒的脘腹冷痛：可单用研末，酒煎服；或与干姜、荜茇、高良姜等同用，如大已寒丸（《太平惠民和剂局方》）。

寒疝腹痛：多与小茴香、吴茱萸等同用。

鲫鱼

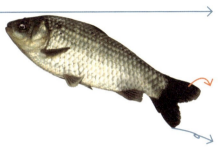

鲫鱼有温胃之功

【白话解析】

鲫鱼的温养脾胃的功效
很强。

凡湿热燥渴，无气滞者忌用。

主治

用于脾胃虚弱，纳少无力，痢疾，便血，水肿，淋病，痈肿，
溃疡。

配伍应用

脾胃气冷，不能下食，虚弱无力：与胡椒、干姜、莳萝、
橘皮等做汤，如鹘（hú）突羹（《食医心镜》）。

- 性味归经：
甘、平。归脾
胃、大肠经。

- 功效：
健脾利湿。

- 用量用法：
煮食或煅研入
丸、散。外用：
捣敷、煅存性研
末撒或调敷。

代赭（赭石）

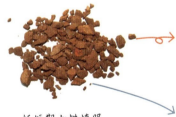

代赭乃镇肝之剂

【白话解析】

代赭（zhě）质重镇降，为
平肝镇逆的药物。

妊娠期女性慎服。

主治

用于噫气呕逆，噎膈反胃，哮喘，惊痫，吐血，鼻衄，肠风，
痔瘘，崩漏带下。

配伍应用

痰浊中阻，胃气上逆而噫气呕吐，胃脘痞硬：配伍半夏、
旋覆花、生姜等，如旋覆代赭汤（《伤寒论》）。

- 性味归经：
苦、寒。归肝
心、肺、胃经。

- 功效：
平肝镇逆，凉血
止血。

- 用量用法：
10～30克，水煎；
或入丸、散。研
末为丸、散。外
用：烧灰调敷。

痞硬：指胁肋部
满闷，按之坚硬
的症状。

沉香

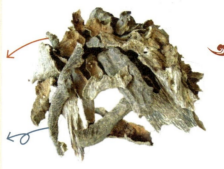

- 性味归经：
辛、苦，微温。
归脾、胃、肾经。

- 功效：
行气止痛，温中
止呕，纳气平喘。

- 用量用法：
1～5克，煎服。
或磨汁冲服，或
入丸散剂。

阴虚火旺及气虚下陷者慎用。

🐚 **沉香下气补肾，
定霍乱之心痛**

【白话解析】
沉香质重沉降，能行气降
气，温肾纳气，平定霍乱，
止心腹寒凝气滞诸痛。

📖 **主治**
用于胸腹胀闷疼痛，胃寒呕吐呃逆，肾虚气逆喘急。

🏺 **配伍应用**
寒凝气滞之胸腹胀痛：与乌药、槟榔、木香等同用，如
沉香四磨汤（《卫生家宝方》）。

麒麟竭（血竭）

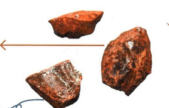

- 性味归经：
甘、咸，平。归
心、肝、脾经。

- 功效：
活血定痛，化瘀
止血，生肌敛疮。

- 用量用法：
1～2克，内服。
多入丸、散，研
末服。外用：适
量，研末撒或入
膏药。

无瘀血者不宜用，妊娠期女性
及月经期患者忌用。

🐚 **麒麟竭止血出，疗金
疮之伤折**

【白话解析】
麒麟竭即血竭，能祛瘀止血，
治疗金疮出血，伤折肿痛。

📖 **主治**
用于脾胃虚弱，纳少无力，痢疾，便血，水肿，淋病，痈
肿，溃疡。

🏺 **配伍应用**
痈肿恶疮，生肌后用力劳动，伤口出血不止：与黄连、黄
柏、槟榔等同用，如麒麟竭散（《太平圣惠方》）

麋茸

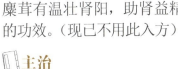

❧ 麋茸壮阳以助肾

【白话解析】

麋茸有温壮肾阳，助肾益精
的功效。（现已不用此入方）

阴虚阳亢者忌服。

📖 主治

用于虚劳羸瘦，腰膝酸软，筋骨疼痛，男子阳痿，女子不孕。

🏺 配伍应用

补养气血，令人有子：配伍熟干地黄、当归各等分，炼蜜
为丸，如麋茸万病丸（《杨氏家藏方》）。

- 性味归经：
  甘，温。归肾经。

- 功效：
  壮阳，补精，强
  筋，益血。

- 用量用法：
  0.5~4.5 克，研细
  末，每日分 3 次
  服，或入丸散。

橘皮（陈皮）

❧ 橘皮开胃去痰，导壅
滞之逆气

【白话解析】

橘皮理气和中，健脾开胃，燥湿化
痰，导行壅滞，消除胀满，理气降逆。

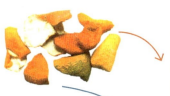

阴虚燥咳及气虚者
不宜。

📖 主治

用于胸脘胀满，食少吐泻，咳嗽痰多。

🏺 配伍应用

中焦寒湿脾胃气滞，脘腹胀痛、恶心呕吐、泄泻等：常与
厚朴、苍术等同用，如平胃散（《太平惠民和剂局方》）。

- 性味归经：
  辛、苦，温。归
  肺、脾经。

- 功效：
  理气健脾，燥湿
  化痰。

- 用量用法：
  3～10 克，煎服。

金樱子

固精缩尿 固崩止带

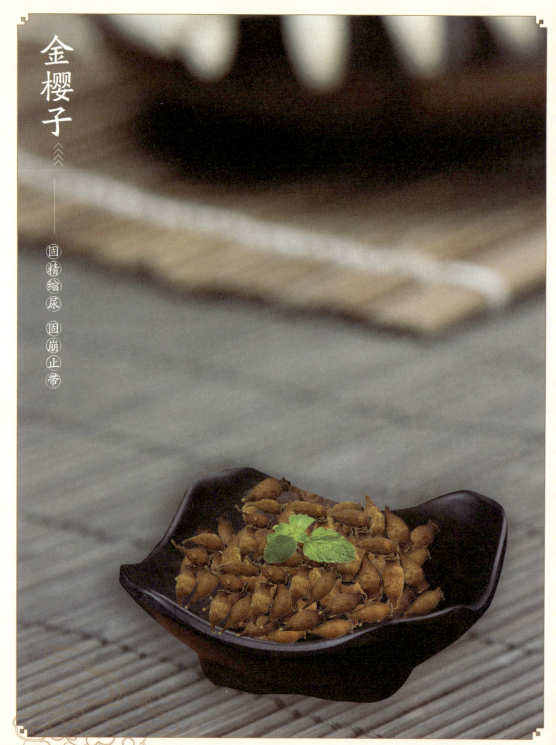

第三章

温性药赋

温药总括，医家素谙

白话解析

本章包括的都是被医生们熟知的温性药物。

木香
行气止痛，健脾消食

半夏
燥湿化痰，降逆止呕，
消痞散结

苍术
燥湿健脾，祛风散寒

萝卜（莱菔）
消积滞，化痰热，
下气，宽中

钟乳粉（钟乳石）
温肺助阳，化痰平喘

青盐（大青盐）
清热，凉血，明目

山药
补脾养胃，生津益肺，
补肾涩精

阿胶
补血滋阴，润燥，止血

赤石脂
涩肠止泻，止血生肌

阳起石
温肾壮阳

紫菀
润肺下气，消痰止咳

防风
祛风解表，胜湿止痛，
止痉

苍耳子
发散风寒，通鼻窍，
祛风湿，止痛

威灵仙
祛风湿，通经络，
消骨鲠

细辛
发散风寒，祛风止痛，
温肺化饮

艾叶
温经止血，散寒止痛，
外用祛湿止痒

羌活
解表散寒，祛风除湿，
止痛

白芷
祛风解表，止痛，消
肿排脓，燥湿止带

红蓝花（红花）
活血通经，散瘀止痛

刘寄奴
破血通经，敛疮消肿

茵芋叶（茵芋）
祛风胜湿，止痛

骨碎补
疗伤止痛，补肾强骨，
外用消风祛斑

藿香叶（广藿香）
芳香化浊，和中止呕，
发表解暑

草果仁（草果）
燥湿温中，截疟除痰

巴戟天
补肾阳，益精血，
强筋骨，祛风湿

延胡索
活血，行气，止痛

款冬花
润肺下气，止咳化痰

肉豆蔻
温中行气，涩肠止泻

抚芎
活血行气，祛风止痛，
开郁宽胸，通行经络

何首乌
解毒，消痈，截疟，
补肝肾，益精血，
乌须发，润肠通便

姜黄
破血行气，通经止痛

防己
利水消肿，祛风止痛

藁本
祛风，散寒，除湿，
止痛

仙茅
补肾阳，强筋骨，
祛寒湿

破故纸（补骨脂）
温肾助阳，纳气平喘，温
脾止泻，外用消风祛斑

宣木瓜（木瓜）
舒筋活络，和胃化湿

杏仁（苦杏仁）
降气，止咳平喘，润肠通便

茴香
温肾散寒，理气和胃

诃子
涩肠止泻，敛肺止咳，
降火利咽

秦艽
祛风湿，清湿热，
止痹痛，退虚热

槟榔
杀虫，消积，行气，
利水，截疟

杜仲
补肝肾，强筋骨，安胎

紫石英
温肾暖宫，镇定安神，
温肺平喘

橘核仁（橘核）
理气，散结，止痛

金樱子
固精缩尿，固崩止带，
涩肠止泻

紫苏子
降气化痰，止咳平喘，
润肠通便

淡豆豉
解表，除烦，宣发郁热

大蓟
凉血止血，散瘀消肿

小蓟
凉血止血，
散瘀消肿，利尿通淋

益智（益智仁）
暖肾固精缩尿，温脾
止泻摄唾

麻仁（火麻仁）
润肠通便

黄芪
补气升阳，固表止汗，利水
消肿，生津养血，行滞通痹，
脱毒排脓，敛疮生肌

狗脊
祛风湿，补肝肾，
强腰膝

菟丝子
补益肝肾，固精缩尿，
安胎，明目，止泻，
外用消风祛斑

马蔺花
清热，解毒，止血，
利尿

此五十四种药性之温者也。

【白话解析】这54种是温性的药物。

木香

● 性味归经：
辛、苦，温。归
脾、胃、大肠、
三焦、胆经。

木香理乎气滞

【白话解析】

木香能疏三焦气机，尤善行胃肠的气滞。

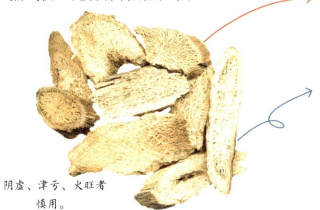

阴虚、津亏、火旺者
慎用。

● 功效：
行气止痛，健脾
消食。

● 用量用法：
3～6克，煎
服。生用行气
力强，煨用行
气力缓而实肠
止泻。

主治

用于胸胁、脘腹胀痛，泻痢后重，食积不消，呃逆呕吐，不思饮食。煨木香实肠止泻。用于泄泻腹痛。

配伍应用

脾胃气滞，脘腹胀痛：可单用本品或与藿香、砂仁等同用，如木香调气散（《张氏医通》）。

脾虚气滞，脘腹胀满、食少便溏：与白术、党参、陈皮等同用，如香砂六君子汤（《时方歌括》）、健脾丸（《证治准绳》）。

脾虚食少，兼食积气滞：可与枳实、砂仁、白术等同用，如香砂枳术丸（《摄生秘剖》）。

泻痢里急后重：常与黄连配伍，如香连丸（《太平惠民和剂局方》）。

读书笔记

半夏

- 性味归经:
辛, 温; 有毒。
归脾、胃、肺经。

- 功效:
燥湿化痰, 降逆
止呕, 消痞散结。

- 用量用法:
3-9克, 煎服, 一般
宜制过用。炮制品
中有姜半夏、法半
夏等, 其中姜半夏
长于降逆止呕, 法
半夏长于燥湿且温
性较弱。外用: 适
量, 磨汁涂或研末
以酒调敷患处。

半夏主于湿痰

【白话解析】

半夏燥湿化痰, 尤善治脏腑之湿痰。

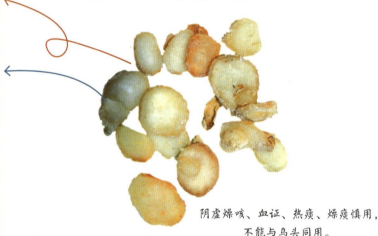

阴虚燥咳、血证、热痰、燥痰慎用,
不能与乌头同用。

主治

用于湿痰寒痰, 咳喘痰多, 痰饮眩晕, 心悸不宁, 痰厥头痛,
呕吐反胃, 胸脘痞闷, 梅核气。生用外治痈肿痰核。

配伍应用

痰湿壅滞之咳喘声重, 痰白质稀: 常与茯苓、陈皮同用,
如二陈汤 (《太平惠民和剂局方》)。

湿痰上犯清阳之头痛、眩晕, 甚则呕吐痰涎: 与白术、天
麻以化痰熄风, 如半夏白术天麻汤 (《古今医鉴》)。

痰饮内盛, 胃气失和而夜寐不安: 配秫 (shú) 米以化痰
和胃安神。

痰饮或胃寒所致的胃气上逆之呕吐: 常与生姜同用, 如小
半夏汤 (《金匮要略》)。

- 读书笔记

苍术

苍术治目盲，燥脾去湿宜用

【白话解析】

苍术治疗眼目昏盲，燥湿健脾为必用之物。

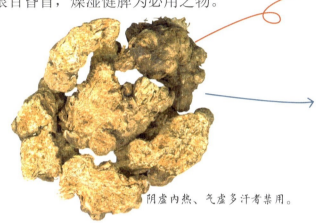

阴虚内热、气虚多汗者禁用。

• 性味归经：
辛，苦，温。归脾、胃、肝经。

• 功效：
燥湿健脾，祛风散寒。

• 用量用法：
3～9克，煎服。

主治

用于湿阻中焦，脘腹胀满，泄泻，水肿，脚气痿躄，风湿痹痛，风寒感冒，夜盲，眼目昏涩。

配伍应用

湿阻中焦，脾失健运致脘腹胀闷、呕恶食少、吐泻乏力、舌苔白腻等：与陈皮、厚朴等同用，如平胃散（《太平惠民和剂局方》）。

脾虚湿聚、水湿内停的痰饮或外溢的水肿：与茯苓、猪苓、泽泻等同用，如胃苓汤（《证治准绳》）。

风湿痹证：可与独活、薏苡仁等同用，如薏苡仁汤（《类证治裁》）。

湿热痹痛：可配伍知母、石膏等，如白虎加苍术汤（《医方考方》）。

读书笔记

萝卜（莱菔）

萝卜去膨胀，下气治面尤堪

【白话解析】

萝卜行气消食，善除脘腹胀满，治面食积滞之功尤其显著。

• 性味归经：
辛、甘，凉；熟
者甘，平。归脾、
胃、肺、大肠经。

• 功效：
消积滞，化痰热，
下气，宽中。

• 用量用法：
捣汁饮，30～90
克；煎汤或煮
食。外用：捣敷
或捣汁滴鼻。

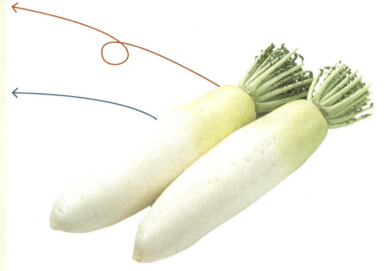

气虚及无食积、痰滞者慎用。不宜与人参同用。

✏ 读书笔记

📖主治

用于食积胀满，痰嗽失音，吐血、衄血，消渴，痢疾，偏正头痛。

🏺配伍应用

反胃吐食： 萝卜捶碎，蜜煎，细细嚼咽（《普济方》）。

失音不语： 萝卜生捣汁，入姜汁同服（《普济方》）。

痰热喉闭： 萝卜汁和皂角浆，吐之（《普济方》）。

消渴口干： 萝卜绞汁饮（《食医心镜》）。

钟乳粉（钟乳石）

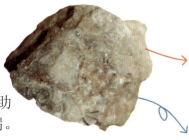

- 性味归经：
  甘，温。归肺、肾、胃经。

- 功效：
  温肺助阳，化痰平喘。

- 用量用法：
  9～15克，煎服。

❧ **况夫钟乳粉补肺气，兼疗肺虚**

【白话解析】
再说钟乳粉温肺散寒，温肾助阳，化痰平喘，可治肺肾虚喘。

阴虚火旺、肺热咳嗽者忌服。

📖**主治**
用于肺虚劳嗽，咳痰喘急，乳汁不通。

🏺**配伍应用**
冷哮痰喘：与麻黄、杏仁、甘草同用，如钟乳丸（《张氏医通》）。

青盐（大青盐）

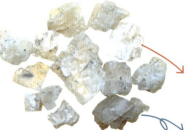

- 性味归经：
  咸，寒；无毒。归心、肾、膀胱经。

- 功效：
  清热，凉血，明目。

- 用量用法：
  0.9～1.5克，或入丸、散。外用适量，研末搽牙或化水漱口洗目。

❧ **青盐治腹痛，且滋肾水**

【白话解析】
青盐治疗腹痛，能滋肾水。

水肿者禁服。

📖**主治**
用于吐血、衄血，尿血，外治目赤肿痛，牙痛。

🏺**配伍应用**
肾脏虚冷，肝膈浮热上冲，两目生翳，黑花久不愈：与苍术、木贼同用，如青盐煎（《古今医统》）。

山药

- 性味归经:
甘,平。归脾、
肺、肾经。

- 功效:
补脾养胃,生津
益肺,补肾涩精。

- 用量用法:
15～30克,煎服。
麸炒可增强补脾
止泻作用。

山药而腰湿能医

【白话解析】

山药补脾养胃,可以治疗腰膝酸痛,脾虚湿滞。

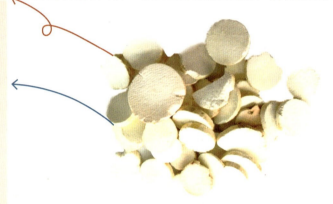

湿热性腹泻者禁服;脾虚泄泻而湿盛胀满或积滞内停者也不宜服用。

主治

用于脾虚食少,久泻不止,肺虚喘咳,肾虚遗精,带下,尿频,
虚热消渴。

配伍应用

脾虚证:治脾虚食少便溏的参苓白术散(《太平惠民和剂
局方》),治带下的完带汤(《傅青主女科》),本品常
用作白术、人参等的辅助药。

肺虚咳喘:与南沙参、太子参等同用,共奏补肺定喘之效。

肾虚证:历代不少补肾名方,如肾气丸(《金匮要略》)、
六味地黄丸(《小儿药证直诀》)中均配有本品。

读书笔记

阿胶

阿胶而痢嗽皆止

【白话解析】

阿胶止血，可治血痢日久；质润补血滋阴润燥，可治虚劳咳嗽。

功效：
补血滋阴，润燥，
止血。

脾胃虚弱、食少便溏者不宜服用。

用量用法：
3～9克，入汤
剂宜烊化冲服。

主治

用于血虚萎黄，眩晕心悸，肌痿无力，心烦不眠，虚风内动，肺燥咳嗽，劳嗽咯血，吐血尿血，便血崩漏，妊娠胎漏。

配伍应用

血虚诸证： 可单用；也常与当归、熟地黄、芍药等同用，如阿胶四物汤（《杂病源流犀烛》）。

气虚血少之心动悸、脉结代： 与甘草、桂枝、人参等同用，如炙甘草汤（《伤寒论》）。

妊娠尿血： 单味炒黄为末服（《太平圣惠方》）。

肺破嗽血： 与天冬、人参、白芨等同用，如阿胶散（《仁斋直指方》）。

血虚血寒之崩漏下血等： 与当归、熟地黄、芍药等同用，如胶艾汤（《金匮要略》）。

读书笔记

赤石脂

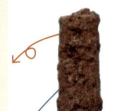
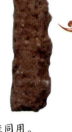

不宜与肉桂同用。

- 性味归经：
  甘、酸、涩、温。
  归胃、大肠经。

- 功效：
  涩肠止泻，止血
  生肌。

- 用量用法：
  9～24克，煎服。
  外用适量。

🐌 **赤石脂治精浊而止泻，兼补崩中**

【白话解析】
赤石脂功专收涩，能治疗遗精白浊，并涩肠止泻，固崩止血。

📖 **主治**
用于久泻久痢，大便出血，崩漏带下。外治疮疡不敛，湿疹脓水浸淫。

🏺 **配伍应用**
虚寒性泄泻或久痢不止：常与禹余粮、党参、焦白术、干姜等同用，对久痢兼有出血症状者，更为适宜。

阳起石

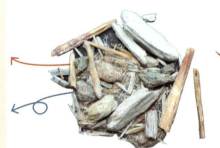

阴虚火旺而非虚寒者慎用。

- 性味归经：
  咸，微温。归肾经。

- 功效：
  温肾壮阳。

- 用量用法：
  9～15克，煎服。
  如入丸剂应用，
  每次吞服量为
  0.3～1克。

🐌 **阳起石暖子宫以壮阳，更疗阴痿**

【白话解析】
阳起石益命火，暖子宫，温肾壮阳，尤善治疗阳痿、宫冷。

📖 **主治**
用于肾气虚寒，阳痿、遗精、早泄，腰膝痿软。

🏺 **配伍应用**
肾气虚寒的阳痿：可与补骨脂、鹿茸、菟丝子、肉苁蓉等同用，制丸吞服。

紫菀

● 性味归经：
辛，苦，温。归
肺经。

诚以紫菀治嗽

【白话解析】

紫菀（wǎn）润肺消痰止咳，治疗咳嗽，确有良效。

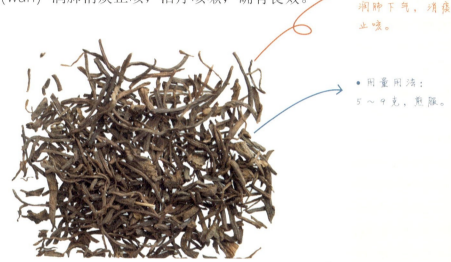

有实热者忌服。

● 功效：
润肺下气，消痰
止咳。

● 用量用法：
5～9克，煎服。

主治

用于痰多喘咳，新久咳嗽，劳嗽咳血。

配伍应用

咳嗽气逆、咯痰不爽：可与白前、桔梗、甘草等同用。

肺虚久咳、痰中带血：常与款冬花、川贝、麦冬、阿胶等同用。

咳唾有血、虚劳肺痿：与人参、麦冬、阿胶、川贝、茯苓、桔梗、五味子、炙甘草同用，即紫菀散（《张氏医通》）。

久咳不瘥（chài）：与款冬花、百部、生姜、乌梅同用（《本草图经》）。

瘥：病愈。

防风

防风祛风

【白话解析】

防风善治风邪，有"治风通药"之称。

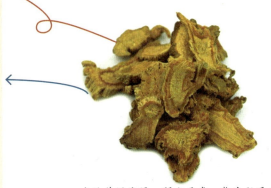

本品药性偏温，阴血亏虚、热病动风者不宜使用。

主治

用于感冒头痛，风湿痹痛，风疹瘙痒，破伤风。

配伍应用

风寒表证，头痛身痛、恶风寒者：与荆芥、独活、羌活等同用，如荆防败毒散（《摄生众妙方》）。

外感风湿，头痛如裹、身重肢痛：每与羌活、川芎、藁本等同用，如羌活胜湿汤（《内外伤辨惑论》）。

风疹瘙痒：与荆芥、川芎、白僵蚕等同用，如消风散（《太平惠民和剂局方》）。

风寒湿痹，肢节疼痛、筋脉挛急：可与羌活、桂枝、独活、姜黄等同用，如蠲（juān）痹汤（《医学心悟》）。若风寒湿邪郁而化热，关节红肿热痛，成为热痹，可与地龙、乌梢蛇、薏苡仁等同用。

苍耳子

🌿 **苍耳子透脑止涕**

【白话解析】

苍耳子透泄头部邪气，通鼻窍，止浊涕。

📖 **主治**

用于风寒感冒，鼻渊，风湿痹痛，风疹瘙痒等证。

🏺 **配伍应用**

鼻渊而有外感风寒者： 与辛夷、白芷等散风寒、通鼻窍药配伍，如苍耳子散（《严氏济生方》）。

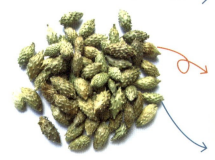

血虚头痛不宜服用，过量服用易致中毒。

● 性味归经：
苦、辛，温；有毒。归肺经。

● 功效：
发散风寒，通鼻窍，祛风湿，止痛。

● 用量用法：
3～9克，煎服，或入丸散。

威灵仙

🌿 **威灵仙宣风通气**

【白话解析】

威灵仙辛散善走，性温通利，能祛除风湿，有较好的通络止痛作用。

📖 **主治**

用于风湿痹痛，肢体麻木，筋脉拘挛，屈伸不利。

🏺 **配伍应用**

风湿痹证： 可单用为末服，如威灵仙散（《太平圣惠方》）。

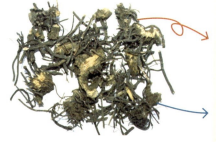

气血虚弱、胃溃疡者慎用。

● 性味归经：
辛、咸，温。归膀胱经。

● 功效：
祛风湿，通经络，消骨鲠。

● 用量用法：
6～10克，煎服。外用：适量。

细辛

- 性味归经：
辛，温。归心、肺、肾经。

- 功效：
发散风寒，祛风止痛，温肺化饮。

- 用量用法：
1～3克，水煎服，外用适量。

鼻渊：指鼻流浊涕。

🖊 读书笔记

🌀 细辛去头风，止嗽而疗齿痛

【白话解析】

细辛祛风止痛，对于头痛、齿痛都有较显著的疗效，又能温肺化饮而止咳。

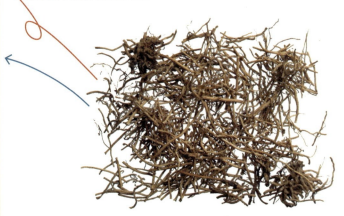

不宜与藜芦同用。

📖 主治

用于风寒感冒，头痛，牙痛，鼻塞鼻渊，风湿痹痛，痰饮喘咳。

🏺 配伍应用

外感风寒头痛：常与羌活、荆芥、川芎等同用。

外感风寒、阴寒里盛：可与麻黄、附子等同用。

头痛：可与羌活、白芷等同用。

齿痛：可与白芷、石膏等同用。

风湿痹痛属寒湿者：可与羌活、川乌、草乌等同用。

痰饮咳嗽气喘：与麻黄、桂枝、细辛、芍药、五味子、干姜、半夏、甘草同用，即小青龙汤（《伤寒论》）。

艾叶

● 性味归经：
辛、苦、温，有
小毒。归肝、脾、
肾经。

艾叶治崩漏，安胎而医痢红

【白话解析】

艾叶能温经止血，主要用于虚寒性的出血疾病，可治女性崩漏，安胎气，又可治血痢证属虚寒者。

● 功效：
温经止血，散寒
止痛，外用祛湿
止痒。

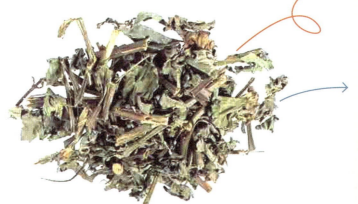

● 用量用法：
3～9克，煎服。
外用：适量，供
灸治或熏洗用。

阴虚血热者慎用。

主治

用于吐血，衄血，便血，崩漏，月经过多，胎漏下血，少腹冷痛，经寒不调，痛经，宫冷不孕，心腹冷痛，久泻久痢。外治皮肤瘙痒。醋艾炭温经止血，用于虚寒性出血。

配伍应用

下元虚冷，冲任不固所致的崩漏下血：可单用本品，水煎服；或与芍药、阿胶、干地黄等同用，如胶艾汤（《金匮要略》）。

下元：指肾气。

血热妄行所致的吐血、衄血、咯血等多种出血证：配伍生地黄、生柏叶、生荷叶等清热凉血药，如四生丸（《妇人大全良方》）。

羌活

羌活明目祛风，除湿毒肿痛

性味归经：
辛、苦，温。归
膀胱、肾经。

功效：
解表散寒，祛风
除湿，止痛。

用量用法：
3～10克，煎服。

【白话解析】

羌活功能明目祛风湿，除湿毒肿痛。

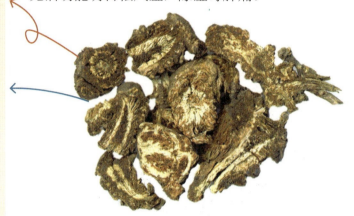

阴血亏虚者慎用，脾胃虚弱者不宜。

主治

用于风寒感冒，头痛项强，风湿痹痛，肩背酸痛。

配伍应用

风寒感冒： 常与防风、川芎、细辛等同用，如九味羌活汤（《此事难知》）。

风湿在表，头项强痛，腰背酸重，全身尽痛： 可与独活、防风、藁本等同用，如羌活胜湿汤（《内外伤辨惑论》）。

风寒湿痹、肢节疼痛： 常与防风、当归、姜黄等同用，如蠲痹汤（《是斋百一选方》）。

风寒、风湿所致的头风痛： 可与川芎、藁本、白芷等同用，如羌活芎藁汤（《审视瑶函》）。

白芷

● 性味归经:
辛,温。归肺、
大肠、胃经。

白芷止崩治肿,疗痔瘘疮痈

【白话解析】

白芷能止崩带,消肿止痛,治疗痔瘘疮痈。

● 功效:
祛风解表,止痛,
消肿排脓,燥湿
止带。

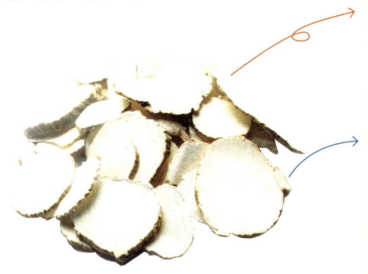

阴虚血热者忌服。

● 用量用法:
3～10克,煎服。
外用:研末撒或
调敷。

主治

用于感冒头痛,眉棱骨痛,鼻塞,鼻渊,牙痛,白带,皮肤燥痒,疮疡肿痛。

配伍应用

寒热头痛,眉棱骨痛:与豆豉、葱白、甘草、生姜、大枣同用,如白芷葱豉汤(《卫生宝鉴》)。

赤白带,滑脱不禁:与海螵蛸、胎发同用,如白芷散(《妇人大全良方》)。

读书笔记

红蓝花（红花）

- 性味归经：
辛，温。归心、肝经。

- 功效：
活血通经，散瘀止痛。

- 用量用法：
3～10克，煎服。外用：适量。

✿ **若乃红蓝花通经，治产后恶血之余**

【白话解析】

红蓝花即红花，辛散温通，活血通经，治疗产后瘀血阻滞，恶露不行等。

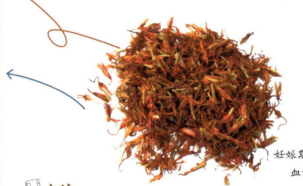

妊娠期女性忌用，有出血倾向者慎用。

📖 主治

用于经闭，痛经，恶露不行，癥瘕痞块，胸痹心痛，瘀滞腹痛，胸胁刺痛，跌仆损伤，疮疡肿痛。

🍵 配伍应用

血滞经闭、痛经，产后瘀滞腹痛：与当归、桃仁、川芎等相须为用。

痛经：单用奏效，如《金匮要略》红蓝花酒，以本品一味与酒煎服，也可配伍赤芍、延胡索、香附等以理气活血止痛。

经闭：与赤芍、当归、桃仁等同用，如桃红四物汤（《医宗金鉴》）。

产后瘀滞腹痛：与蒲黄、荷叶、牡丹皮等同用，如红花散（《活法机要》）。

✏️ 读书笔记

刘寄奴

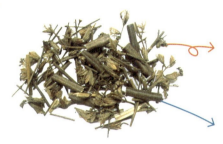

● 性味归经：
苦、辛，温。归
心、肝、脾经。

● 功效：
破血通经，敛疮
消肿。

🌀 刘寄奴散血，疗烫火金疮之苦

【白话解析】

刘寄奴破血通经，治疗烫伤烧伤，金疮出血。

气血虚弱、脾虚作泻者慎用，妊娠期女性禁用。

● 用量用法：
4.5～9克，煎服，
或入散剂。外用
捣敷或研末撒。

📖 主治

用于经闭癥瘕，胸腹胀痛，产后血瘀，跌打损伤，金疮出血，痈毒焮（xìn）肿。

焮肿：指局部皮肤红肿热痛。

⚗️ 配伍应用

经闭不通、产后瘀痛：常与当归、红花、延胡索等同用。

跌扑损伤：可与骨碎补、延胡索等同用。

茵芋叶（茵芋）

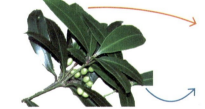

● 性味归经：
苦，温，有毒。
归肝、肾经。

● 功效：
祛风胜湿，止痛。

🌀 减风湿之痛则茵芋叶

【白话解析】

消除风湿痹痛用茵芋叶。

阴虚而无风湿实邪者禁用。

● 用量用法：
浸酒或入丸剂
（生药每日量
1～1.8克）。

📖 主治

用于风湿痹痛，四肢挛急，两足软弱。

⚗️ 配伍应用

贼风，手足枯痹，四肢拘挛：与附子、天雄、乌头、秦艽、女萎、防风、防己、踯躅（zhí zhú）、石楠、细辛、桂心浸酒服（《百病方》）。

骨碎补

疗折伤之症则骨碎补

性味归经：
苦，温。归肝、
肾经。

【白话解析】
治疗筋骨折伤的病痛宜用骨碎补。

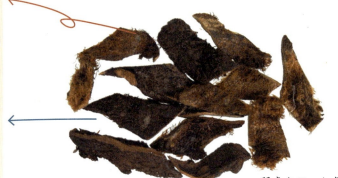

- 功效：
疗伤止痛，补肾
强骨，外用消风
祛斑。

- 用量用法：
3～9克，煎服。
外用：适量，研
末调敷或鲜品捣
敷，也可浸酒擦
患处。

阴虚火旺、血虚风燥
者慎用。

主治
用于跌仆闪挫，筋骨折伤，肾虚腰痛，筋骨痿软，耳鸣耳
聋，牙齿松动；外治斑秃，白癜风。

配伍应用
跌仆损伤：可单用本品浸酒服，并外敷，也可水煎服，或
配伍桂心、狗脊等，如骨碎补散（《太平圣惠方》）。

肾虚耳鸣、耳聋、牙痛：与熟地黄、山茱萸等同用。

肾虚久泻：可单用，如《本草纲目》以本品研末，入猪
肾中煨熟食之；也可与补骨脂、吴茱萸、益智仁等同用，
以增强温肾暖脾止泻之效。

读书笔记

藿香叶（广藿香）

❧ 藿香叶辟恶气而定霍乱

【白话解析】

藿香叶芳香化浊、和中止呕，能定霍乱吐泻。

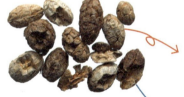

📖 主治

用于湿浊中阻，脘痞呕吐，暑湿表证，湿温初起，发热倦怠，胸闷不舒，寒湿闭暑，腹痛吐泻，鼻渊头痛。

🏺 配伍应用

寒湿困脾所致的脘腹痞闷，少食作呕，神疲体倦：常与苍术、厚朴等同用，如不换金正气散（《太平惠民和剂局方》）。

• 性味归经：辛，微温。归脾、胃、肺经。

• 功效：芳香化浊，和中止呕，发表解暑。

阴虚者禁服。

• 用量用法：3～10克，煎服，鲜品加倍。

表证：指病变部位在体表。

草果仁（草果）

❧ 草果仁温脾胃而止呕吐

【白话解析】

草果芳香辛烈，有较强的燥湿散寒功效，能温脾胃、止呕吐。

📖 主治

用于寒湿内阻，脘腹胀痛，痞满呕吐，疟疾寒热，温疫发热。

🏺 配伍应用

寒湿偏盛之脘腹冷痛，呕吐泄泻，舌苔浊腻：常与吴茱萸、砂仁、干姜、半夏等同用。

• 性味归经：辛，温。归脾、胃经。

• 功效：燥湿温中，截疟除痰。

体弱者、阴虚血燥者慎用。

• 用量用法：3～6克，煎服。

巴戟天

巴戟天治阴疝白浊,补肾尤滋

【白话解析】

巴戟天治疗虚寒性疝气冷痛、遗精白浊,尤善补肾阳,兼能益精血。

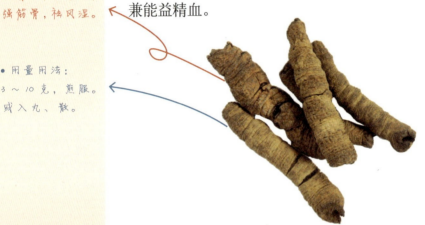

阴虚火旺及有热者不宜。

主治

用于阳痿遗精,腰膝疼痛,宫冷不孕,月经不调,少腹冷痛,风湿痹痛,筋骨痿软。

配伍应用

虚羸阳道不举:常配伍牛膝浸酒服(《备急千金要方》)。

肾阳虚弱,命门火衰所致阳痿不育:与淫羊藿、仙茅、枸杞子等同用,如赞育丹(《景岳全书》)。

下元虚寒之宫冷不孕、月经不调、少腹冷痛:与高良姜、肉桂、吴茱萸同用,如巴戟丸(《太平惠民和剂局方》)。

小便不禁:与菟丝子、桑螵蛸、益智仁等同用(《奇效良方》)。

延胡索

性味归经：
辛、苦，温。归
肝、脾经。

🌀 元胡索理气痛血凝，调经有助

【白话解析】

元胡索即延胡索，既能治血瘀疼痛，又能治气滞疼痛，活血调经功效显著。

功效：
活血，行气，止痛。

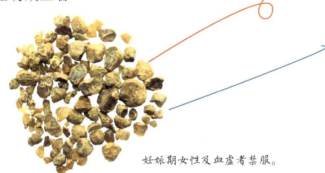

用量用法：
3～10克，煎服。
研粉吞服，每次
1.5～3克。

妊娠期女性及血虚者禁服。

主治

用于胸胁、脘腹疼痛，胸痹心痛，经闭痛经，产后瘀阻，跌仆肿痛。

配伍应用

心血瘀阻之胸痹心痛：常与丹参、薤白、桂枝、瓜蒌等同用。

热证胃痛：配川楝子，如金铃子散（《素问病机气宜保命集》）。

寒证胃痛：配肉桂、高良姜，如安中散（《太平惠民和剂局方》）。

气滞胃痛：与木香、香附、砂仁同用。

瘀血胃痛：与丹参、五灵脂等同用。

中虚胃痛：与白术、党参、白芍等同用。

读书笔记

款冬花

● 性味归经:
辛、微苦,温。
归肺经。

● 功效:
润肺下气,止咳
化痰。

● 用量用法:
5~10克,煎服。
外感暴咳宜生
用,内伤久咳宜
炙用。

🌀 尝闻款冬花润肺,祛痰嗽以定喘

【白话解析】
听说款冬花能润肺祛痰、止嗽定喘。

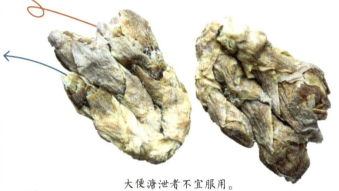

大便溏泄者不宜服用。

📖 主治
用于新久咳嗽,喘咳痰多,劳嗽咳血。

🏺 配伍应用
咳嗽偏寒: 可与紫菀、干姜、五味子同用,如款冬煎(《备急千金要方》)。

肺热咳喘: 与杏仁、知母、川贝母同用,如款冬花汤(《圣济总录》)。

肺气虚弱,咳嗽不已: 与人参、黄芪等同用。

阴虚燥咳: 配麦冬、沙参等同用。

喘咳日久,痰中带血: 常与百合同用,如百花膏(《严氏济生方》)。

肺痈咳吐脓痰: 与桔梗、薏苡仁等同用,如款花汤(《疮疡经验全书》)。

肉豆蔻

肉豆蔻温中，止霍乱而助脾

【白话解析】
肉豆蔻善温理脾胃，止霍乱，又有助脾健运的作用。

主治
用于脾胃虚寒，久泻不止，脘腹胀痛，食少呕吐。

配伍应用
脾胃虚寒之久泻、久痢者： 与干姜、肉桂、白术、党参、诃（hē）子等同用。

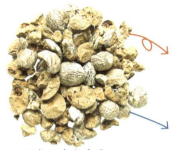

湿热泻痢者忌用。

- 性味归经：辛，温。归脾、胃、大肠经。

- 功效：温中行气，涩肠止泻。

- 用量用法：3～10克，煎服。入丸、散服，每次0.5～1克。内服：须煨熟去油用。

抚芎

抚芎走经络之痛

【白话解析】
抚芎辛散温通，善通行经络而止痛。

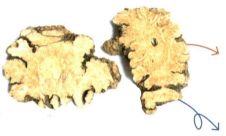

阴虚火旺者禁服。

主治
用于月经不调，经闭痛经，腹痛，胸肋刺痛，跌扑肿痛，头痛，风湿痹痛。

配伍应用
寒湿偏盛之脘腹冷痛，呕吐泄泻，舌苔浊腻： 常与吴茱萸、砂仁、干姜、半夏等同用。

- 性味归经：辛，温。归肝经、胆经、心包经。

- 功效：活血行气，祛风止痛，开郁宽胸，通行经络。

- 用量用法：3～10克，煎服。外用：适量，研末撒，或煎汤漱口。

何首乌

性味归经：
苦、甘、涩，微温。
归肝、心、肾经。

功效：
补肝肾，益精血，乌须发，润肠通便。

用量用法：
3～6克，煎服。

读书笔记

何首乌治疮疥之资

【白话解析】

何首乌解毒消痈，治疗疮痈，疥癣，风疹瘙痒有用。

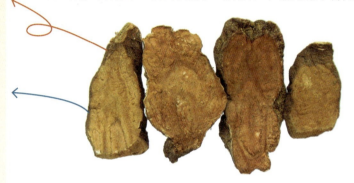

大便溏泄及湿痰较重者不宜。

主治

用于疮痈，瘰疬，风疹瘙痒，久疟体虚，肠燥便秘。

配伍应用

肝肾亏虚，腰膝酸软，头晕目花，耳鸣耳聋：与黑芝麻、桑椹子、杜仲等同用，如首乌延寿丹（《世补斋医书》）。

精血亏虚，头晕眼花，须发早白，腰膝酸软：与当归、熟地黄、酸枣仁等同用。

精血亏虚，腰酸脚弱、头晕眼花、须发早白及肾虚无子：与枸杞子、当归、菟丝子等同用，如七宝美髯丹（《本草纲目》）。

久疟，痈疽，瘰疬，肠燥便秘：与当归、人参、煨姜、陈皮同用，如何人饮（《景岳全书》）。

姜黄

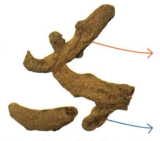

- 性味归经：
  辛、苦、温。归
  脾、肝经。

- 功效：
  破血行气，通经
  止痛。

- 用量用法：
  3～10克，煎服。
  外用：适量。

姜黄能下气，破恶血之积

【白话解析】

姜黄辛散苦泄、温通，有活血行气的功效，能破恶血，除积聚。

主治

用于胸胁刺痛，胸痹心痛，痛经闭经，癥瘕，风湿肩臂疼痛，跌仆肿痛。

配伍应用

胸阳不振，心脉闭阻之心胸痛：与当归、乌药、木香同用，如姜黄散（《圣济总录》）。

血虚无气滞血瘀者慎用，妊娠期女性忌用。

防己

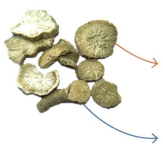

- 性味归经：
  苦，寒。归膀胱、
  肺经。

- 功效：
  利水消肿，祛风
  止痛。

- 用量用法：
  5～10克，煎服。

防己宜消肿，祛风湿之施

【白话解析】

防己苦寒泄降，又能利水消肿，祛风除湿多用。

主治

用于风湿痹痛，水肿脚气，小便不利，湿疹疮毒。

体弱阴虚、胃纳不佳者慎用。

配伍应用

风湿痹证湿热偏盛，肢体酸重，关节红肿疼痛及湿热身痛：常与滑石、栀子、蚕沙、薏苡仁等同用，如宣痹汤（《温病条辨》）。

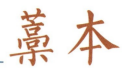

藁本

- 性味归经:
  辛,温。归膀胱经。

- 功效:
  祛风,散寒,除湿,止痛。

- 用量用法:
  3～10克,煎服。

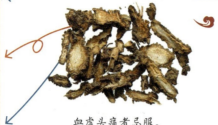

血虚头痛者忌服。

藁本除风,主妇人阴痛之用

【白话解析】
藁本辛温散寒,善于祛风邪、除寒湿,多选用治疗女性阴疝腹痛。

主治
用于风寒感冒巅顶疼痛,风湿痹痛。

配伍应用
风寒感冒、巅顶疼痛:与羌活、川芎、苍术等同用,如神术散(《太平惠民和剂局方》);若外感风寒夹湿,头身疼痛明显,常配伍羌活、防风、独活等,以祛风散寒、除湿止痛,如羌活胜湿汤(《内外伤辨惑论》)。

仙茅

- 性味归经:
  辛,热,有毒。归肾、肝、脾经。

- 功效:
  补肾阳,强筋骨,祛寒湿。

- 用量用法:
  3～10克,煎服。或酒浸服,也入丸、散。每次吞服量为0.3～1克。

不宜久服。燥热性急、阴虚火旺者忌用。

仙茅益肾,扶元气虚弱之衰

【白话解析】
仙茅补肾阳,能扶助元气的虚衰。

主治
用于阳痿精冷,筋骨痿软,腰膝冷痛,阳虚冷泻,小便失禁,崩漏。

配伍应用
肾阳不足,命门火衰,阳痿精冷,小便频数:与巴戟天、淫羊藿、金樱子等同用,治命门火衰,阳痿早泄及精寒不育,如仙茅酒(《万氏家抄方》)。

破故纸（补骨脂）

性味归经：
苦、辛，温。归
肾、脾经。

乃曰破故纸温肾，补精髓与劳伤

【白话解析】

破故纸即补骨脂，温肾助阳，补精填髓，治劳伤。

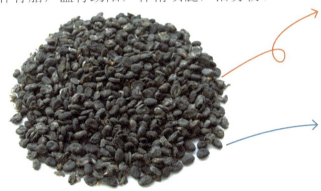

阴虚火旺及大便秘结者忌服。

功效：
温肾助阳，纳气
平喘，温脾止泻，
外用消风祛斑。

用量用法：
6～10克，煎服。
外用：20%～30%
酊剂涂患处。

主治

用于肾阳不足，阳痿遗精，遗尿尿频，腰膝冷痛，肾虚作喘，五更泄泻。外用治白癜风，斑秃。

配伍应用

肾虚阳痿： 与胡桃肉、菟丝子、沉香等同用，如补骨脂丸（《太平惠民和剂局方》）。

肾虚阳衰，风冷侵袭之腰膝冷痛等： 与胡桃肉、杜仲同用，如青娥丸（《太平惠民和剂局方》）。

滑精： 与青盐等分同炒为末服（《三因极一病症方论》）。

小儿遗尿： 单用本品炒，为末服，如破故纸散（《补要袖珍小儿方论》）。

肾气虚冷，小便无度： 与小茴香等分为丸，如破故纸丸（《魏氏家藏方》）。

读书笔记

- 性味归经：
  酸，温。归肝、
  脾经。

- 功效：
  舒筋活络，和胃
  化湿。

- 用量用法：
  6～9克，煎服。

宣木瓜（木瓜）

🍃 宣木瓜入肝，疗脚气并水肿。

【白话解析】
宣木瓜主入肝经，疏筋活络，治疗脚气水肿。

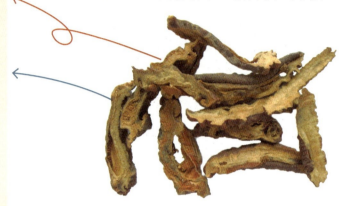

内有郁热、小便短赤者忌服。

主治
用于湿痹拘挛，腰膝关节酸重疼痛，暑湿吐泻，转筋挛痛，脚气水肿。

配伍应用
筋急项强，不可转侧：与乳香、没药同用，如木瓜煎（《普济本事方》）。

脚膝疼重，不能远行久立：与羌活、附子、独活同用，如木瓜丹（《传信适用方》）。

感受风湿，脚气肿痛不可忍：多与吴茱萸、苏叶、槟榔等同用，如鸡鸣散（《类编朱氏集验医方》）。

湿阻中焦之腹痛吐泻转筋，偏寒者：常配吴茱萸、紫苏、茴香等，如木瓜汤（《三因极一病证方论》）；偏热者，多配蚕沙、黄连、薏苡仁等，如蚕矢汤（《霍乱论》）。

📝 读书笔记

杏仁（苦杏仁）→

● 性味归经：
苦，微温，有小毒。
归肺、大肠经。

杏仁润肺燥，止嗽之剂

【白话解析】

杏仁苦泄降气，润肺燥，止咳嗽，平喘息，为止咳平喘的要药。

● 功效：
降气，止咳平喘，润肠通便。

● 用量用法：
5~10克，煎服。宜打碎入煎，生品入煎剂宜后下，或入丸、散。

阴虚咳喘及大便溏泻者忌用，婴儿慎用，内服过量会中毒。

主治

用于咳嗽气喘，胸满痰多，肠燥便秘。

配伍应用

风寒咳喘，胸闷气逆：配伍甘草、麻黄，以散风寒宣肺平喘，如三拗汤（《伤寒论》）。

风热咳嗽，发热汗出：配伍菊花、桑叶等，以散风热宣肺止咳，如桑菊饮（《温病条辨》）。

燥热咳嗽，痰少难咯：配伍贝母、桑叶、沙参等，以清肺润燥止咳，如桑杏汤（《温病条辨》）、清燥救肺汤（《医门法律》）。

肺热咳喘：配伍石膏等以清肺泄热宣肺平喘，如麻杏石甘汤（《伤寒论》）。

读书笔记

茴香

• 性味归经:
辛,温。归肝、
肾、脾、胃经。

🌙 茴香治疝气,肾病之用

【白话解析】
茴香用于治疝气、肾经有寒的病症。

• 功效:
温肾散寒,理气
和胃。

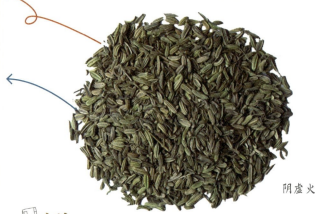

• 用量用法:
3～6克,煎服。
外用:适量。

阴虚火旺者慎用。

📖 主治

用于寒疝腹痛,睾丸偏坠,痛经,少腹冷痛,脘腹胀痛,
食少吐泻。盐小茴香暖肾散寒止痛,用于寒疝腹痛,睾丸
偏坠,经寒腹痛。

🏺 配伍应用

寒疝腹痛: 与青皮、乌药、高良姜等同用,如天台乌药散
(《医学发明》)。也可将本品炒热,布裹温熨腹部。

肝气瘀滞,睾丸偏坠胀痛: 与山楂、橘核等同用,如香橘
散(《张氏医通》)。

肝经受寒之少腹冷痛,或冲任虚寒之痛经: 与当归、川芎、
肉桂等同用。

胃寒气滞之脘腹胀痛: 与高良姜、乌药、香附等同用。

脾胃虚寒的脘腹胀痛、呕吐食少: 与陈皮、白术、生姜等
同用。

✏ 读书笔记

诃子

● 性味归经：

苦、酸、涩、平。

归肺、大肠经。

💭 诃 (hē) 子生精止渴，兼疗滑泄之病

【白话解析】

诃子酸收固涩，生精止渴，能治疗滑泄的沉积。

● 功效：

涩肠止泻，敛肺

止咳，降火利咽。

● 用量用法：

3 ～ 10 克，煎

服。涩肠止泻

宜煨用，敛肺

清热、利咽开

音宜生用。

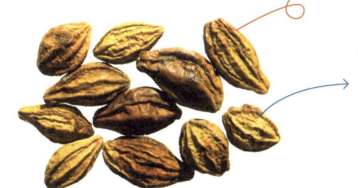

外有表邪、内有湿热积滞者忌用。

📖 主治

用于久泻久痢，便血脱肛，肺虚喘咳，久嗽不止，咽痛音哑。

🫙 配伍应用

久泻，久痢： 可单用，如诃黎勒散（《金匮要略》）。

久泻、久痢属虚寒者： 与罂粟壳、干姜、陈皮同用，如诃子皮散（《兰室秘藏》）。

泻痢日久，中气下陷之脱肛： 与黄芪、人参、升麻等同用。

肠风下血证： 与秦艽、防风、白芷等同用，如肠风泻血丸（《本草汇言》）。

肺虚久咳、失音者： 与五味子、人参等同用。

● ● ● ● ● ● ● ● ● ●

✏️ 读书笔记

秦艽

秦艽攻风逐水，又除肢节之痛

【白话解析】

秦艽能祛风逐湿，舒筋通络，善除肢节疼痛。

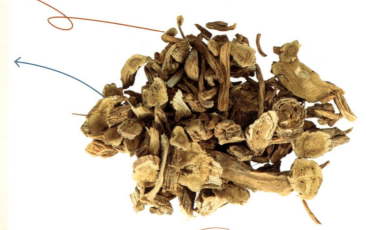

久痛虚羸、溲多、便滑者忌服。

- **性味归经：**
  辛、苦，平。归胃、肝、胆经。

- **功效：**
  祛风湿，清湿热，止痹痛，退虚热。

- **用量用法：**
  3～10克，水煎服。

溲多、便滑：指尿频、大便滑润，失去控制。

小儿疳积：由于喂养不当，或受其他疾病的影响，致使脾胃功能受损，气液耗伤而逐渐形成的一种慢性病症。

主治

用于风湿痹痛，中风半身不遂，筋脉拘挛，骨节酸痛，湿热黄疸，骨蒸潮热，小儿疳（gān）积发热。

配伍应用

风湿痹证（热痹）：多配伍防己、牡丹皮、忍冬藤、络石藤等。

风寒湿痹：与天麻、当归、羌活、川芎等同用，如秦艽天麻汤（《医学心悟》）。

中风半身不遂，口眼㖞（wāi）斜，四肢拘急，舌强不语等：单用大量水煎服即能奏效。

中风口眼㖞斜，言语不利，恶风恶寒：与升麻、防风、葛根、芍药等同用，如秦艽升麻汤（《卫生宝鉴》）。

槟榔

- 性味归经：
苦、辛、温。归
胃、大肠经。

- 功效：
杀虫，消积，行
气，利水，截疟。

- 用量用法：
3～10克，煎服。
驱绦虫、姜片虫
30～60克，生
用力佳，炒用力
缓，鲜者优于陈
久者。用。

槟榔豁痰而逐水，杀寸白虫

【白话解析】

槟榔可豁痰攻逐水饮，善杀寸白虫。

脾虚便溏或气虚下陷者忌用，妊娠期女性慎用。

主治

用于绦虫病，蛔虫病，姜片虫病，虫积腹痛，积滞泻痢，
里急后重，水肿脚气，疟疾。

配伍应用

绦虫证：可单用（《备急千金要方》）；也可与木香同用，
如圣功散（《证治准绳》），现代多与南瓜子同用，其杀
绦虫疗效佳。

蛔虫病、蛲虫病：与苦楝皮、使君子同用。

姜片虫病：与甘草、乌梅同用。

食积气滞、腹胀便秘等证：与青皮、木香、大黄等同用，
如木香槟榔丸（《儒门事亲》）。

湿热泻痢：与木香、芍药、黄连等同用，如芍药汤（《素
问病机气宜保命集》）。

读书笔记

杜仲

- 性味归经:
甘,温。归肝、
肾经。

- 功效:
补肝肾,强筋骨,
安胎。

- 用量用法:
6～10克,煎服,
或入丸、散。

杜仲益肾而添精,去腰膝重

【白话解析】

杜仲补肾填精,强筋健骨,善除腰膝重坠,为治肾虚腰痛脚弱之要药。

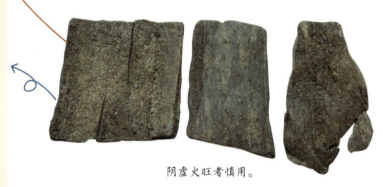

阴虚火旺者慎用。

主治

用于肝肾不足,腰膝酸痛,筋骨无力,头晕目眩,妊娠漏血,胎动不安。

配伍应用

肾虚腰痛或足膝痿弱:与补骨脂、胡桃肉同用,如青娥丸(《太平惠民和剂局方》)。

风湿腰痛冷重:与桑寄生、独活、细辛等同用,如独活寄生汤(《备急千金要方》)。

外伤腰痛:与牡蛎、麻黄、白术等同用,如杜仲散(《太平圣惠方》)。

妇女经期腰痛:与川芎、当归、芍药等同用。

肾虚阳痿,精冷不固,小便频数:与山茱萸、鹿茸、菟丝子等同用,如十补丸(《鲍氏验方》)。

读书笔记

紫石英

❧ 当知紫石英疗惊悸崩中之疾

【白话解析】

紫石英可温润镇怯，治惊悸不宁，温肾暖宫，调摄冲任，又治崩中漏下。

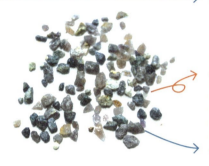

阴虚火旺者忌服。

📖 主治

肾阳亏虚，宫冷不孕，惊悸不安，失眠多梦，虚寒咳喘。

🫙 配伍应用

惊痫瘛疭：与白石脂、赤石脂、桂枝、寒水石、石膏、大黄、干姜、龙骨、牡蛎、甘草、滑石同用，如风引汤（《金匮要略》）。

- 性味归经：甘、辛，温。归心、肝经。

- 功效：温肾暖宫，镇定安神，温肺平喘。

- 用量用法：9～15克，煎服。

惊痫瘛疭：是指受惊而发作的手足痉挛、抽搐的一种疾病。

橘核仁（橘核）

❧ 橘核仁治腰痛疝气之瘨

【白话解析】

橘核能治疗腰痛疝气剧烈的疾病。

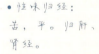

虚者禁用。

📖 主治

用于小肠疝气，睾丸肿痛，乳痈乳癖。

🫙 配伍应用

腰痛：与杜仲同用，盐酒下（《简便单方》）。

- 性味归经：苦，平。归肝、肾经。

- 功效：理气，散结，止痛。

- 用量用法：0.9～1.5克，或入丸、散。外用适量，研末搽牙或化水漱口洗目。

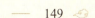

- 性味归经：
  酸、甘、涩，平。
  归肾、膀胱、大
  肠经。

- 功效：
  固精缩尿，固崩
  止带，涩肠止泻。

- 用量用法：
  6～12克，煎服。

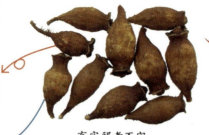

有实邪者不宜。

金樱子

🌀 金樱子兮涩遗精

【白话解析】
金樱子有收涩固精的
功效。

📖 主治
用于遗精滑精，遗尿尿频，崩漏带下，久泻久痢。

🏺 配伍应用
遗精滑精，遗尿尿频，带下： 单用本品熬膏服，如金樱子
膏（《明医指掌》）。

- 性味归经：
  辛，温。归肺、
  大肠经。

- 功效：
  降气化痰，止咳
  平喘，润肠通便。

- 用量用法：
  3～10克，煎服。煮
  粥食或入丸、散。

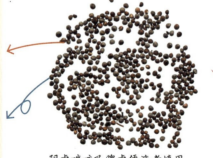

阴虚喘咳及脾虚便溏者慎用。

紫苏子

🌀 紫苏子兮下气涎

【白话解析】
紫苏子下气平喘，祛除
痰涎。

📖 主治
用于痰壅气逆，咳嗽气喘，肠燥便秘。

🏺 配伍应用
痰壅气逆，咳嗽气喘，痰多胸痞，不能平卧： 常配伍莱菔
子、白芥子，如三子养亲汤（《韩氏医通》）。

淡豆豉

● 性味归经：
苦、辛，凉。归
肺、胃经。

淡豆豉发伤寒之表

【白话解析】

淡豆豉辛散轻浮，善发散伤寒表邪。

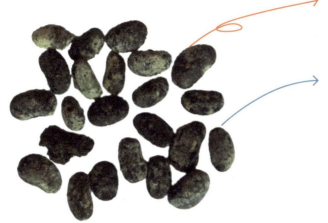

胃虚易泛恶者慎服。

● 功效：
解表，除烦，宣
发郁热。

● 用量用法：
6～12克，煎服。

主治

用于感冒、寒热头痛，烦躁胸闷，虚烦不眠。

配伍应用

风热感冒，或温病初起，发热、微恶风寒，头痛口渴，咽痛等：常与金银花、牛蒡子、薄荷、连翘等同用，如银翘散（《温病条辨》）。

风寒感冒初起，恶寒发热、无汗、头痛、鼻塞等：常配葱白，如葱豉汤（《肘后备急方》）。

外感热病，邪热内郁胸中，心中懊侬，烦热不眠：常与栀子同用，如栀子豉汤（《伤寒论》）。

读书笔记

大蓟、小蓟

- 性味归经：
甘、苦，凉。归心、肝经。

- 功效：
凉血止血，散瘀消肿。小蓟兼利尿通淋。

- 用量用法：
9～15克，煎服。鲜品可用30～60克。外用：鲜品适量，捣烂敷患处。

☙ 大小蓟（jì）除诸血之鲜

【白话解析】
大蓟、小蓟能治各种出血颜色为鲜红的血热者。

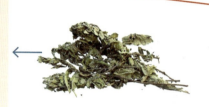
小蓟

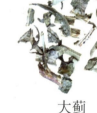
大蓟

虚寒性出血者不宜。

📖 主治
用于衄血、吐血，尿血，便血，崩漏，外伤出血，痈肿疮毒。小蓟兼利尿通淋，尤善治尿血、血淋。

🧉 配伍应用
九窍出血：大蓟、小蓟相须为用（《不居集》）。

吐血、衄血、崩中下血：皆用鲜大蓟根或叶捣汁服（《本草汇言》）。

外伤出血：可研末外敷。

肠痈：以大蓟叶生研调服（《日华子本草》）。

肺痈：以鲜大蓟煎汤内服《闽东本草》。

疮痈肿毒：多与盐共研，或鲜品捣烂外敷。

金疮出血：以小蓟捣烂外涂（《食疗本草》）。

📝 读书笔记

益智（益智仁）

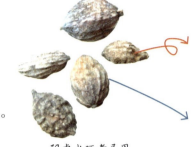

- 性味归经：
  辛，温。归脾、
  肾经。

- 功效：
  暖肾固精缩尿，
  温脾止泻摄唾。

- 用量用法：
  3～10克，煎服。

当益智安神，治小便之频数

【白话解析】

益智仁安神，善治遗尿、尿频。

主治

用于脾肾虚遗尿，小便频数，遗精白浊，脾寒泄泻，腹中冷痛，口多垂涎。

配伍应用

下焦虚寒，小便频数：与乌药等分为末，山药糊丸，如缩泉丸（《校注妇人良方》）。

阴虚火旺者忌用。

麻仁（火麻仁）

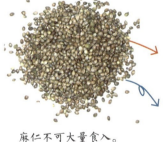

- 性味归经：
  甘，平。归脾、
  胃、大肠经。

- 功效：
  润肠通便。

- 用量用法：
  10～15克，煎服。
  打碎入煎。

麻仁润肺，利六腑之燥坚

【白话解析】

麻仁即火麻仁，润肺，又能通利六腑，治肠燥便坚。

主治

用于血虚津亏，肠燥便秘。

麻仁不可大量食入。

配伍应用

老人、产妇及体弱津血不足的肠燥便秘：单用有效，如《肘后备急方》用本品研碎，以米杂之煮粥服。

黄芪

- 性味归经：
甘，微温。归肺、
脾经。

- 功效：
补气升阳，固表
止汗，利水消肿，
生津养血，行滞
通痹，脱毒排脓，
敛疮生肌。

- 用量用法：
9～30克，煎服。
蜜炙可起补中益
气作用。

🖊 读书笔记

🍂 抑又闻补虚弱、排疮脓，莫若黄芪

【白话解析】

又听说黄芪补虚扶弱、托毒排脓、敛疮生肌，其他药不
能与之相比。

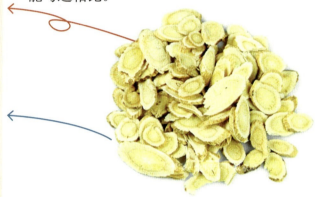

疮疡初起，表实邪盛及阴虚阳亢等证不宜。

📖 主治

用于气虚乏力，食少便溏，中气下陷，久泻脱肛，便血崩
漏，表虚自汗，气虚水肿，内热消渴，血虚萎黄，半身不遂，
痹痛麻木，痈疽难溃，久溃不敛。

🍵 配伍应用

脾虚中气下陷之久泻脱肛，内脏下垂： 与升麻、人参、柴
胡等同用，如补中益气汤（《脾胃论》）。

血虚证： 与当归同用，如当归补血汤（《兰室秘藏》）。

脾虚不能统血所致失血： 与白术、人参等同用，如归脾汤
（《严氏济生方》）。

脾虚不能布津之消渴： 与葛根、天花粉等同用，如玉液汤
（《医学衷中参西录》）。

狗脊

● 性味归经：
苦、甘，温。归
肝、肾经。

强腰脚、壮筋骨，无如狗脊

【白话解析】

强腰膝、壮筋骨，首选狗脊。

● 功效：
祛风湿，补肝肾，
强腰膝。

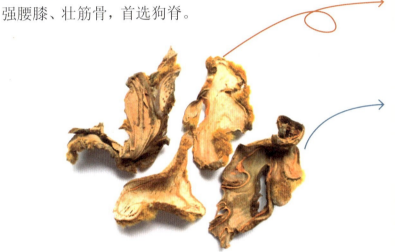

● 用量用法：
6～12克，煎服。

肾虚有热、小便不利或短涩赤黄、口苦舌干者，均忌服。

主治

用于风湿痹痛，腰膝酸软，下肢无力。

配伍应用

风湿痹证： 与续断、杜仲、海风藤等同用，如狗脊饮（《易简方便医书》）。

腰痛： 与木香、牛膝同用，如狗脊丸（《太平圣惠方》）。

腰膝酸软： 可配伍杜仲、熟地黄、牛膝、鹿角胶等。

肾虚不固之尿频、遗尿： 可与益智仁、杜仲、茯苓等同用；若冲任虚寒，带下过多清稀，宜与鹿茸、艾叶、白蔹同用，如白蔹丸（《严氏济生方》）。

读书笔记

菟丝子

- 性味归经：
辛、甘、平。归
肾、肝、脾经。

- 功效：
补益肝肾，固精
缩尿，安胎，明
目，止泻，外用
消风祛斑。

- 用量用法：
6～12克，煎服。
外用：适量。

🌀 菟丝子补肾以明目

【白话解析】

菟丝子既补肾阳，又补肾阴，固精明目。

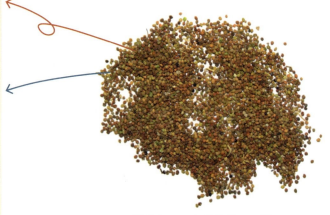

阴虚火旺、大便燥结、小便短
赤者不宜服用。

📖 主治

用于肝肾不足，腰膝酸软，遗尿尿频，阳痿遗精，肾虚胎
漏，胎动不安，目昏耳鸣，脾肾虚泻。外治白癜风。

🍶 配伍应用

腰痛： 炒杜仲、菟丝子等分，合山药为丸（《是斋百一选
方》）。

阳痿遗精： 与覆盆子、枸杞子、车前子同用，如五子衍宗
丸（《丹溪心法》）。

小便过多或失禁： 与肉苁蓉、桑螵蛸、鹿茸等同用，如菟
丝子丸（《太平惠民和剂局方》）。

遗精、白浊、尿有余沥： 与石莲子、茯苓同用，如茯苓丸
（《太平惠民和剂局方》）。

✏️ 读书笔记

马蔺花

🌀 马蔺 (lìn) 花治疝而有益

【白话解析】

马蔺花治疗疝气有良好的作用。

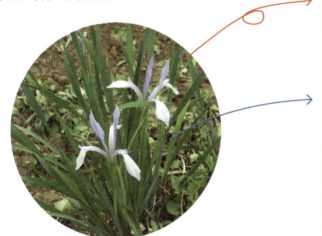

过量服使人溏泄。

• 功效:
清热, 解毒, 止
血, 利尿。

• 用量用法:
3～6克, 煎服,
或入丸、散, 或
绞汁。

📖 主治

用于喉痹, 吐血、衄血, 小便不通, 淋病, 疝气, 痈疽。

🏺 配伍应用

喉闭不通:与蔓荆子同用, 为散(《太平圣惠方》)。

小便不通:与炒茴香、炒葶苈同用(《十便良方》)。

痈肿疮疖:与马齿苋、蒲公英同用(《山东中草药手册》)。

✏️ 读书笔记

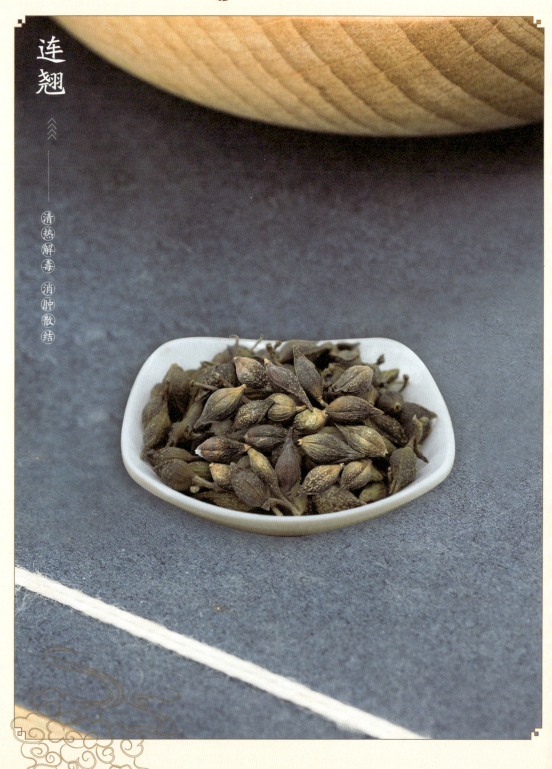

连翘

清热解毒 消肿散结

第四章

平性药赋

详论药性，平和惟在

详细地讨论全部药物的性味时，就有一部分属于平和的药物。这类药物将在本章讨论。

硇砂
消积软坚，破瘀散结

龙齿
镇定安神，除烦热

青皮
疏肝破气，消积化滞

芡实
益肾固精，补脾止泻，
除湿止带

木贼草（木贼）
疏散风热，明目退翳

花蕊石
止血化瘀

石决明
平肝潜阳，清热明目

天麻
熄风止痉，平肝抑阳，
祛风通络

甘草
补脾益气，清热解毒，
祛痰止咳，缓急止痛，
调和诸药

石斛
益胃生津，滋阴清热

商陆
逐水消肿，通利二便，
外用解毒散结

覆盆子
益肾固精，缩尿，养肝明目

琥珀
镇惊安神，活血散瘀，
利尿通淋

朱砂
清心镇惊，安神解毒

牛膝
逐瘀通经，补肝肾，
强筋骨，利尿通淋，
引血下行

龙骨
镇惊安神，敛汗固精，
止血涩肠，生肌敛疮

甘松
理气止痛，开郁醒脾

蒺藜
平肝疏肝，祛风明目

人参
大补元气，复脉固脱，
补肾益肺，生津养血，
安神益智

蒲黄
止血，化瘀，通淋

南星（天南星）
燥湿化痰，祛风止痉，
散结消肿

三棱
破血行气，消积止痛

没食子
固气，涩精，敛肺，
止血

皂角
祛顽痰，通窍开闭，
祛风杀虫

桑螵蛸
固精缩尿，补肾助阳

鸭头血
清热止痉，解毒补血

蛤蚧
补肺益肾，纳气平喘，
助阳益精

牛蒡子
疏散风热，宣肺透疹，
解毒利咽

全蝎
熄风镇痉，通络止痛，
攻毒散结

酸枣仁
养心补肝，宁心安神，
敛汗生津

桑寄生
祛风湿，补肝肾，强筋骨，
安胎元

大腹子（槟榔）
（见槟榔）

远志
安神益智，交通心肾，
祛痰，消肿

小草
祛痰，安神，消肿

木通
利尿通淋，清心除烦，
通经下乳

猪苓
利水渗湿

莲肉（莲子肉）
补脾止泻，止带，益
肾固精，养心安神

没药
散瘀定痛，消肿生肌

郁李仁
润燥滑肠，下气利水

茯神
宁心，安神，利水

白茯苓
利水渗湿，益脾和胃，
宁心安神

赤茯苓
行水，利湿热，
益心润肺

麦芽
行气消食，健脾开胃，
回乳消胀

小麦
养心，益胃，除热，
止渴

白附子
祛风痰，定惊搐，
解毒散结，止痛

大腹皮
行气宽中，行水消肿

椿根白皮（椿皮）
清热燥湿，收敛止带，
止泻，止血

桑根白皮（桑白皮）
泻肺平喘，利水消肿

桃仁
活血祛瘀，润肠通便，
止咳平喘

神曲
健脾和胃，消食调中

五加皮
祛风除湿，补益肝肾，
强筋壮骨

柏子仁
养心安神，润肠通便，
止汗

安息香
开窍醒神，行气活血，
止痛

冬瓜仁（冬瓜子）
清肺，化痰，排脓，利水

僵蚕
熄风止痉，祛风定惊，
化痰散结

百合
养阴润肺，清心安神

赤小豆
利水消肿，解毒排脓

枇杷叶
清肺止咳，降逆止呕

连翘
清热解毒，消肿散结，
疏风散热

石楠叶
祛风湿，通经络，益肾气

谷芽
和中消食，健脾开胃

阿魏
消积，化癥，散痞，
杀虫

紫河车
温肾补精，益气养血

大枣
补中益气，养血安神

鳖甲
滋阴潜阳，退热除蒸，
软坚散结

龟甲
滋阴潜阳，益肾健骨，
养血补心，固精止崩

乌梅
敛肺，涩肠，生津，
安蛔

竹沥
清热豁痰，镇惊利窍

此六十八种药性之平者也。

【白话图解】这 68 种都是平性的药物。

硇砂

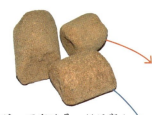

内服宜慎，不宜过量，妊娠期女性禁服，生品忌内服。

﹏以硇（náo）砂而去积

【白话解析】
用硇砂以破瘀散结、消积软坚。

📖 主治
用于癥瘕痃癖，噎膈反胃，痰饮，喉痹，积痢，经闭，目翳，息肉，疣赘，疔疮，瘰疬，痈肿，恶疮。

配伍应用
虚中有积，心腹肋胁胀痛：与炮附子、丁香、干姜同用，如硇附丸（《魏氏家藏方》）。

● 性味归经：
咸、苦、辛。归肝、脾、胃经

● 功效：
消积软坚，破瘀散结。

● 用量用法：
内服03～1克。外用适量，研末或水化，点敷患处。

龙齿

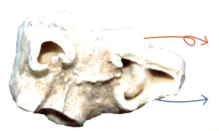

畏石膏；有水湿之邪者禁用。

﹏用龙齿以安魂

【白话解析】
使用龙齿可安定魂魄，镇定心神。

📖 主治
用于神经衰弱，头晕目眩，心悸，失眠。

配伍应用
小儿惊热如火：单用为末调服，即龙齿散（《小儿卫生总微论方》）。

● 性味归经：
涩，凉。

● 功效：
镇惊安神，除烦热。

● 用量用法：
9～15克，生用者须先煎。

青皮

• 性味归经：
苦、辛，温。归
肝、胆、胃经。

青皮快膈除鼓胀，且利脾胃

【白话解析】
青皮畅胸膈，除胀满，又疏理脾胃气机。

• 功效：
疏肝破气，消积
化滞。

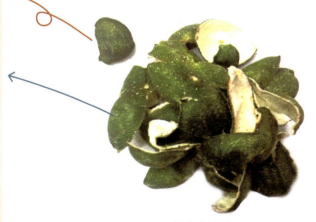

• 用量用法：
3～10克，煎服。醋
炙疏肝止痛力强。

气虚者慎服。

主治
用于胸胁胀痛，疝气疼痛，乳癖，乳痈，食积气滞，脘腹
疼痛。

配伍应用
肝郁胸胁胀痛：常配伍柴胡、香附、郁金等。

乳痈肿痛：常配伍瓜蒌皮、蒲公英、金银花等。

寒疝疼痛：与乌药、木香、小茴香等同用，如天台乌药散
（《医学发明》）。

寒疝疼痛：属于
一种急性腹痛。

脘腹胀痛：可与大腹皮同用，如青皮散（《症因脉治》）。

脘腹冷痛：可与陈皮、桂枝同用，如三皮汤（《医方类聚》）。

食积气滞，脘腹胀痛：常与神曲、山楂、麦芽等同用，如
青皮丸（《沈氏尊生书》）。

芡实

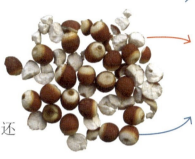

● 性味归经：
甘、涩，平。归
脾、肾经。

❧ **芡实益精治白浊，兼补真元**

● 功效：
益肾固精，补脾
止泻，除湿止带。

【白话解析】

芡实益肾固精，善治白浊，还
有补益真元的功效。

● 用量用法：
9～15克，煎服。

大小便不利者不宜服用。

📖 主治

用于遗精、滑精，遗尿尿频，脾虚久泻，白浊，带下。

🏺 配伍应用

肾虚不固之腰膝酸软，遗精滑精：与金樱子相须而用，如
水陆二仙丹（《仁存堂经验方》）；也可与莲须、莲子、
牡蛎等同用，如金锁固精丸（《医方集解》）。

木贼草（木贼）

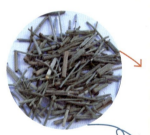

● 性味归经：
甘、苦，平。归
肺、肝经。

❧ **原夫木贼草去目翳，崩漏亦医**

● 功效：
疏散风热，明目
退翳。

【白话解析】

木贼善明目退翳，也可用治崩漏。

📖 主治

用于风热目赤，迎风流泪，目生云翳。

气血虚者慎服。

● 用量用法：
3～9克，煎服。
外用：适量，研
末撒布。

🏺 配伍应用

风热上攻于目，目赤肿痛，多泪，目生翳障：常与蝉蜕、
菊花、谷精草等同用。

花蕊石

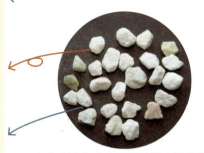

内无瘀滞者慎用，妊娠期女性忌服。

- 性味归经：
酸、涩，平。归
肝经。

- 功效：
止血化瘀。

- 用量用法：
4.5～9克，煎服，
打碎先煎；或研
末服，一次1～1.5
克。外用：适量。

🌀 花蕊石治金疮，
血行即却

【白话解析】
花蕊石治疗金疮瘀肿
出血，血脉通行则愈。

📖 主治
用于咯血、吐血、衄血、外伤出血，跌仆伤痛。

🏺 配伍应用
吐血、衄血：常与血余炭、三七等同用。

石决明

- 性味归经：
咸，寒。归肝经。

- 功效：
平肝潜阳，清肝
明目。

- 用量用法：
6～20克，煎服，
应打碎先煎。平
肝、清肝宜生用，
外用点眼宜煅
用、水飞（药材
与水一起研磨）。

脾胃虚寒，食少便溏者慎用。

🌀 决明和肝气，治眼
之剂

【白话解析】
石决明清肝火，平肝阳，益肝阴，
调和肝气，为治眼科的要药。

📖 主治
用于头痛眩晕，目赤翳障，视物昏花，青盲雀目。

🏺 配伍应用
肝火上炎，目赤肿痛：与黄连、夜明砂、龙胆草等同用，
如黄连羊肝丸（《全国中药成药处方集》），也常配伍决
明子、夏枯草、菊花等。

天麻

● 性味归经：
甘，平。归肝经。

天麻主头眩，祛风之药

【白话解析】

天麻为治眩晕的要药，其功用主要为平肝息风。

● 功效：
息风止痉，平肝
抑阳，祛风通络。

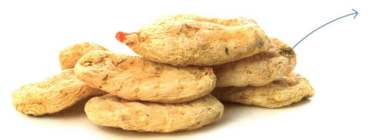

● 用量用法：
3～10克，煎服；
研末冲服，每次
1～1.5克。

津液衰少，血虚、阴虚者慎用天麻。

主治

用于小儿惊风，癫痫抽搐，破伤风，头痛眩晕，手足不遂，肢体麻木，风湿痹痛。

配伍应用

小儿急惊风：与钩藤、人参、全蝎等同用，如钩藤饮（《医宗金鉴》）。

小儿脾虚慢惊：与白术、人参、厚朴等同用，如醒脾丸（《普济本事方》）。

小儿诸惊：与全蝎、白僵蚕、制南星同用，如天麻丸（《魏氏家藏方》）。

破伤风痉挛抽搐、角弓反张：与白附子、天南星、防风等同用，如玉真散（《外科正宗》）。

急惊风：为小儿常见的一种急重病症，以出现抽搐、昏迷为主要症状。

慢惊：是由于严重和长期疾病而引起的抽搐症状。

角弓反张：全身剧烈抽搐时的身体状态，即头部和下肢向后弯曲，而躯干向前形成弓状。

甘草

甘草和诸药而解百毒，盖以性平

【白话解析】

甘草味甘性平，能调和诸药，并善解百毒。

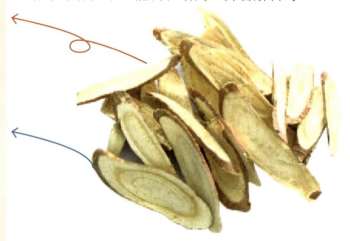

不宜与芫花、京大戟、海藻、甘遂同用；
湿盛胀满、水肿者不宜用。

📖 主治

用于脾胃虚弱，倦怠乏力，心悸气短，咳嗽痰多，脘腹、四肢挛急疼痛，痈肿疮毒，缓解药物毒性、烈性。

🍶 配伍应用

伤寒耗伤心气之心悸，脉结代: 单用本品（《伤寒类要》）。

气血两虚: 与补气养血之品配伍，与阿胶、人参、生地黄等同用，如炙甘草汤（《伤寒论》）。

脾气虚证: 与白术、人参、黄芪等补脾益气药配伍。

咳喘: 单用有效；也可随症配伍用于寒热虚实多种咳喘，有痰无痰均宜。

石斛

● 性味归经：
甘，微寒。归胃、
肾经。

🍃 **石斛 (hú) 平胃气而补肾虚，更医脚弱**

【白话解析】

石斛益胃生津，平补胃气，又能补肾阴亏虚，更能治腰脚痿弱。

● 功效：
益胃生津，滋阴清热。

● 用量用法：
6～12克，煎服。鲜品可用15～30克，入复方宜先煎，单用可久煎。

湿温病无化燥伤津者不用，杂病脾胃虚寒、苔厚腻、便溏者不宜。

📖 主治

用于热病津伤，口干烦渴，胃阴不足，食少干呕，骨蒸劳热，目暗不明，筋骨痿软。

配伍应用

胃阴虚证，热病伤津：与鲜生地黄、天花粉、麦冬等同用，如清热保津法（《时病论歌括新编》）。

胃热阴虚之胃脘疼痛、牙龈肿痛、口舌生疮：与麦冬、生地黄、黄芩等同用。

肾阴亏虚，目暗不明：与熟地黄、枸杞子、五味子等同用，如石斛夜光丸（《原机启微》）。

肾阴亏虚，筋骨痿软：与山茱萸、熟地黄、牛膝、杜仲等同用。

✏️ 读书笔记

- 性味归经：
  苦，寒；有毒。
  归肺、脾、肾、
  大肠经。

- 功效：
  逐水消肿，通利
  二便，外用解毒
  散结。

- 用量用法：
  3～9克，外用：
  适量，煎汤熏洗。

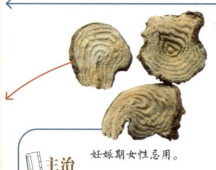

妊娠期女性忌用。

商陆

🌀 **观乎商陆治肿**

【白话解析】
从商陆的功效看，通利二便，善治水肿。

📋 **主治**
用于水肿胀满，二便不利，外治痈肿疮毒。

🏺 **配伍应用**
水肿臌胀，大便秘结，小便不利的水湿肿满实证：单用有效；或与赤小豆、鲤鱼煮食，或与茯苓皮、泽泻等利水药同用，如疏凿饮子（《严氏济生方》）。

- 性味归经：
  甘、酸，微温。归
  肝、肾、膀胱经。

- 功效：
  益肾固精，缩
  尿，养肝明目。

- 用量用法：
  6～12克，煎服。

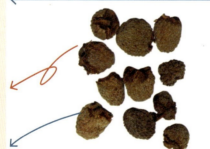

肾虚有火、小便短涩者不宜服用。

覆盆子

🌀 **覆盆益精**

【白话解析】
覆盆子补肾益精固精。

📋 **主治**
用于遗精、滑精，遗尿尿频，阳痿早泄，目暗昏花。

🏺 **配伍应用**
肾虚遗精、滑精、阳痿、不孕：与菟丝子、枸杞子、五味子等同用，如五子衍宗丸（《丹溪心法》）。

琥珀

● 性味归经:
甘, 平。归心、
肝、小肠经。

琥珀安神而破血

【白话解析】

琥珀安定心神, 又能活血散血。

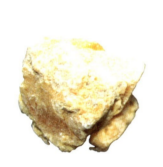
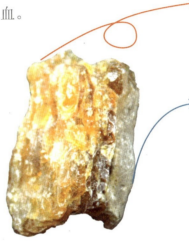

● 功效:
镇惊安神, 活血
散瘀, 利尿通淋。

● 用量用法:
研末冲服, 或入
丸、散, 每次
1.5~3克。外用:
适量。

阴虚内热及无瘀滞者忌服。

配伍应用

心神不宁, 心悸失眠, 健忘等: 与远志、菖蒲、茯神等同用, 如琥珀定志丸 (《杂病源流犀烛》)。

心血亏虚, 惊悸怔忡, 夜卧不安: 与人参、酸枣仁、当归等同用, 如琥珀养心丸 (《证治准绳》)。

小儿惊风: 与茯苓、天竺黄、胆南星等同用, 如琥珀抱龙丸 (《幼科发挥》)。

小儿胎惊: 与朱砂等合用 (《仁斋直指方》)。

📝 读书笔记

朱砂

• 性味归经：
甘，微寒，有毒。
归心经。

• 功效：
清心镇惊，安神
解毒。

• 用量用法：
0.1～0.5克，多入丸
散服，不宜入煎
剂。外用适量。

读书笔记

朱砂镇心而有灵

【白话解析】

朱砂能镇心安神、清热解毒，常用于心神不安、心悸、失眠、惊风、癫痫、咽喉肿痛、口舌生疮等症。

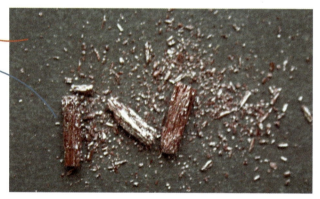

因有毒不宜大量服用，也不宜少量久服，妊娠期女性及肝肾功能不全者禁服。

主治

用于心悸易惊，失眠多梦，癫痫发狂，小儿惊风，视物昏花，口疮，喉痹，疮疡肿毒。

配伍应用

心火亢盛、心烦不寐：可与清心安神的黄连、磁石等同用；如高热神昏，可与清热开窍的牛黄、麝香等同用；如痰热惊痫，可与豁痰定惊的天竺黄、胆南星等同用；如血虚心悸、失眠，可与养血安神的丹参、地黄、当归、柏子仁等同用。

疮毒肿痛：与雄黄、山慈姑、麝香、千金子等同用，外涂治疮毒肿痛。

口舌生疮、咽喉肿痛：与冰片、硼砂、玄明粉等吹喉。

牛膝

● 性味归经：
苦、甘、酸，平。
归肝、肾经。

牛膝强足补精，兼疗腰痛

【白话解析】

牛膝强筋骨，补肾精，善于治疗腰膝酸痛。

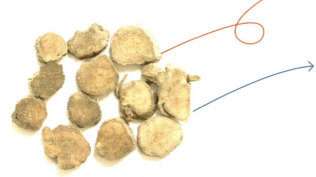

● 功效：
逐瘀通经，补肝
肾，强筋骨，利尿
通淋，引血下行。

● 用量用法：
5～12克，煎服。
活血通经、利水
通淋、引火（血）
下行宜生用；补
肝肾、强筋骨宜
酒炙用。

妊娠期女性及月经过多者忌服，中气下陷、脾
虚泄泻、下元不固、多梦遗精者慎用。

📖 主治

用于经闭，痛经，腰膝酸痛，筋骨无力，淋证，水肿，头
痛，眩晕，牙痛，口疮，吐血、衄血，跌打损伤。

🥣 配伍应用

瘀阻经闭、痛经、月经不调、产后腹痛：常配桃仁、当归、
红花，如血府逐瘀汤（《医林改错》）。

胞衣不下：与瞿麦、滑石、通草等同用，如牛膝汤（《备
急千金要方》）。

跌打损伤、腰膝瘀痛：与续断、荆芥、当归、青皮等同用，
如舒筋活血汤（《伤科补要》）。

肝肾亏虚之腰痛、腰膝酸软：可与续断、杜仲、补骨脂
等同用，如续断丸（《扶寿精方》）。

✏️ 读书笔记

龙骨

龙骨止汗住泄，更治血崩

【白话解析】

龙骨有收涩之功，止汗止泄，还善治崩漏。

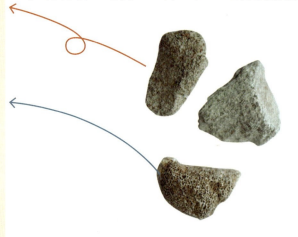

有湿热、实邪者忌服。

主治

用于惊痫癫狂，怔忡健忘，失眠多梦，自汗盗汗，遗精淋浊，吐衄便血，崩漏带下，泻痢脱肛，溃疡久不收口。

配伍应用

神志不安，失眠、惊痫：常与酸枣仁、茯苓、远志等同用。

遗精滑泄：与牡蛎、沙苑子、芡实、莲须、莲肉同用，如金锁固精丸（《医方集解》）。

虚阳上越、头晕目眩：可与牡蛎、白芍等同用。

崩漏、带下：常与牡蛎、乌贼骨等同用；如表虚自汗，又可与黄芪、白芍等同用；如属大汗亡阳，又能与附子、人参、牡蛎等同用。

大汗亡阳：指由于大量出汗或吐泻过度等导致机体的阳气在短时间内迅速丧失，造成属于阳的功能严重衰竭的虚脱现象。

174

甘松

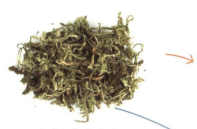

❦ 甘松理风气而痛止

【白话解析】

甘松善理气散风而止痛。

📖 主治

用于脘腹胀满，食欲不振，呕吐；外治牙痛，脚气、脚肿。

🏺 配伍应用

寒凝气滞之脘腹胀痛，不思饮食等： 与木香、陈皮、砂仁、厚朴等同用。

气虚血热者忌用。

- 性味归经：辛、甘、温。归脾、胃经。

- 功效：理气止痛，开郁醒脾。

- 用量用法：3～6克，煎服。外用：适量，泡汤漱口、煎汤洗脚，或研末敷患处。

蒺藜

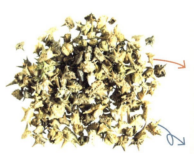

❦ 蒺藜疗风疮而目明

【白话解析】

蒺藜善治风疹疮肿，又有祛风明目作用。

📖 主治

用于头痛眩晕，胸胁胀痛，乳闭乳痈，目赤翳障，风疹瘙痒。

🏺 配伍应用

肝阳上亢、头晕目眩等： 与珍珠母、钩藤、菊花等平肝潜阳药同用。

妊娠期女性慎用。

- 性味归经：辛、苦、微温，有小毒。归肝经。

- 功效：平肝疏郁，祛风明目。

- 用量用法：6～9克，煎服。或入丸、散剂。外用：适量。

人参

人参润肺宁心，开脾助胃

【白话解析】

人参有补肺润肺、宁心安神、健脾开胃的功效。

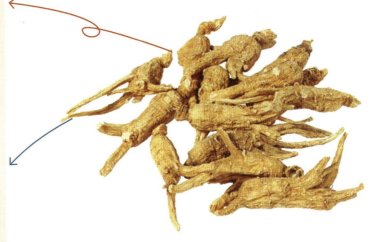

不宜与藜芦同用，畏五灵脂、萝卜。

- 性味归经：
甘、微苦，微温。
归脾、肺、心、
肾经。

- 功效：
大补元气，复脉
固脱，补脾益肺，
生津养血，安神
益智。

- 用量用法：
3～9克，煎服。
挽救虚脱可用
15～30克，宜
文火另煎分次兑
服。野山参研末
吞服，每次2克，
每日2次。

读书笔记

主治

用于体虚欲脱，肢冷脉微，脾虚食少，肺虚喘咳，津伤口渴，内热消渴，气血虚亏，久病虚羸，惊悸失眠，阳痿宫冷。

配伍应用

元气虚脱：单用有效，如独参汤（《景岳全书》）。

气虚欲脱兼见汗出，四肢逆冷：与附子同用，以补气固脱与回阳救逆，如参附汤（《正体类要》）。

气虚欲脱兼见汗出身暖，渴喜冷饮，舌红干燥：与五味子、麦冬同用，以补气养阴，敛汗固脱，如生脉散（《内外伤辨惑论》）。

蒲黄

● 性味归经：
甘，平。归肝、
心包经。

● 功效：
止血，化瘀，通淋。

● 用量用法：
5～10克，煎服，
包煎。外用：适
量，研末外掺或
调敷。止血多炒
用，化瘀、利尿
多生用。

蒲黄止崩治衄，消瘀调经

【白话解析】

蒲黄药性涩，收敛止血作用较佳，止崩漏下血，并治吐衄出血，还有化瘀调经的作用。

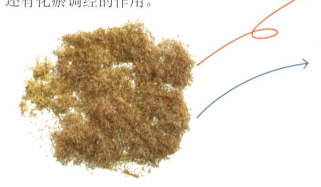

妊娠期女性慎用。

主治

用于吐血、衄血，咯血，崩漏，外伤出血，经闭痛经，胸腹刺痛，跌仆肿痛，血淋涩痛。

配伍应用

鼻衄经久不止：与石榴花同用，和研为散服，如蒲英散（《太平圣惠方》）。

月经过多，漏下不止：可与艾叶、龙骨同用，如蒲黄丸（《圣济总录》）。

尿血不已：可与郁金同用。

外伤出血：可单用外掺伤口。

跌打损伤：单用蒲黄末，温酒服（《塞上方》）。

心腹疼痛、产后瘀痛、痛经等：常与五灵脂同用，如失笑散（《太平惠民和剂局方》）。

读书笔记

南星（天南星）

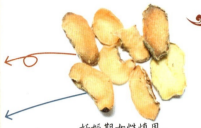

妊娠期女性慎用。

- 性味归经：
  苦、辛，温；有毒。
  归肺、肝、脾经。

- 功效：
  燥湿化痰，祛风
  止痉，散结消肿。

- 用量用法：
  外用生品适量，
  研末加醋或酒调
  敷患处。

🍂 岂不知南星醒脾，
去惊风痰吐之忧

【白话解析】

南星燥湿醒脾，又能祛经
络之风痰而解除痉挛。

📖 主治

外用治痈肿，蛇虫咬伤。

🍯 配伍应用

湿痰阻肺，咳喘痰多，胸膈胀闷：常与半夏相须为用，并
配伍橘红、枳实，如导痰汤（《校注妇人良方》）；若配
黄芩等，可用于热痰咳嗽，如小黄丸（《素问病机气宜保
命集》）。

三棱

- 性味归经：
  辛、苦，平。归
  肝、脾经。

- 功效：
  破血行气，消积
  止痛。

- 用量用法：
  5～10克，煎服。
  醋制后可加强祛
  瘀止痛作用。

妊娠期女性及月经过多者忌用，不宜
与芒硝、玄明粉同用。

🍂 三棱破积，除血
块气滞之症

【白话解析】

覆三棱破血消积聚，善
治气滞血瘀所致的病症。

📖 主治

用于癥瘕痞块，痛经，瘀血经闭，胸痹心痛，食积胀痛。

🍯 配伍应用

**气滞血瘀、食积日久而成的癥瘕积聚，以及气滞、血瘀、
食停、寒凝所致的诸般痛证**：常与莪术相须为用。

没食子

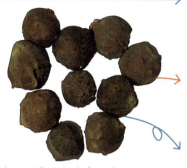

没食主泄泻而神效

【白话解析】

没食子治滑肠泄泻效果神奇。

凡泻痢初起，湿热内郁或有积滞者忌服。

主治

用于大肠虚滑，泻痢不止，便血，遗精，阴汗，咳嗽，咯血，齿痛，创伤出血，疮疡久不收口。

配伍应用

小儿洞泄下痢，羸瘦：与地榆、黄柏等同用，如没石子散（《普济方》）。

- 性味归经：
  苦，温。归肺、脾、肾经。

- 功效：
  固气，涩精，敛肺，止血。

- 用量用法：
  5～10克，煎服，或入丸、散。外用：适量，研末，外撒或调敷。

皂角

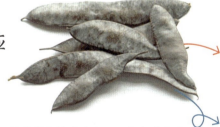

皂角治风痰而响应

【白话解析】

皂角善治风痰。

妊娠期女性及咯血、吐血患者忌服。

主治

治中风痰涌，牙关紧闭，昏迷不语或咽喉肿痛，痰涎阻塞及顽痰阻肺，咳喘痰多。

配伍应用

顽痰阻肺，咳喘痰多：可单味研末，以蜜为丸，枣汤送服，即《金匮要略》皂荚丸。

- 性味归经：
  辛，温，有小毒。归肺、大肠经。

- 功效：
  祛顽痰，通窍开闭，祛风杀虫。

- 用量用法：
  研末服，1～1.5克，也可入汤剂，1.5～5克。外用：适量。

桑螵蛸

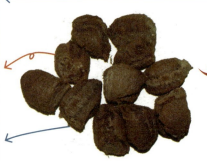

• 性味归经：
甘、咸，平。归
肝、肾经。

• 功效：
固精缩尿，补肾
助阳。

• 用量用法：
5～10克，煎服。

阴虚多火，膀胱有热而小便频
数者忌用。

桑螵蛸（piāo xiāo）疗遗精之泄

【白话解析】

桑螵蛸补肾助阳而偏于
收涩，治疗肾气不固遗
精滑泄。

📋 主治

用于遗精、滑精，遗尿尿频，小便白浊。

🍶 配伍应用

肾虚遗精、滑精：与五味子、龙骨、制附子等同用，如桑
螵蛸丸（《古今医统大全》）。

鸭头血

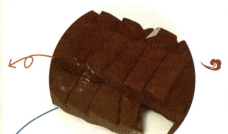

• 性味归经：
甘、咸，寒。归
肾、膀胱经。

• 功效：
清热止痉，解毒
补血。

• 用量用法：
连鸭头为丸剂
用。今已少用。

鸭头血医水肿之盛

【白话解析】

鸭头血可治疗水肿壅盛者。

📋 主治

用于脑卒中，劳伤吐血，痢疾。

🍶 配伍应用

水肿，面赤烦渴，面目肢体悉肿，腹胀喘急，小便涩少：
与葶苈子、猪苓、汉防己同用，如鸭头丸（《严氏济生方》）。

蛤蚧

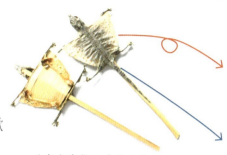

🌀 **蛤蚧治劳嗽**

【白话解析】

蛤蚧 (gě jiè) 善治劳嗽
虚喘。

📖 **主治**

用于肺肾不足，虚喘气促，劳嗽咳血，阳痿，遗精。

🏺 **配伍应用**

虚劳咳嗽： 与紫菀、贝母、杏仁等同用，如蛤蚧丸（《太平圣惠方》）。

风寒或实热咳喘者忌服。

牛蒡子

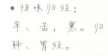

🌀 **牛蒡子疏风壅之痰**

【白话解析】

牛蒡子善疏散风热，解毒利咽消痰。

📖 **主治**

用于风热感冒，咳嗽痰多，麻疹，风疹，咽喉肿痛，痄腮，丹毒，痈肿疮毒。

便溏者慎用。

🏺 **配伍应用**

风热感冒，温病初起，发热、咽喉肿痛等： 常与金银花、荆芥、连翘、桔梗等同用，如银翘散（《温病条辨》）。

全蝎

- 性味归经：
  辛，平，有毒。
  归肝经。

- 功效：
  熄风镇痉，通络
  止痛，攻毒散结。

- 用量用法：
  3～6克，煎服。
  研末吞服，每次
  0.6～1克。外用：
  适量。

全蝎主风瘫

【白话解析】

全蝎能平熄肝风而解痉挛，祛风通络以止痛，善治脑卒中、经络麻木、瘫痪。

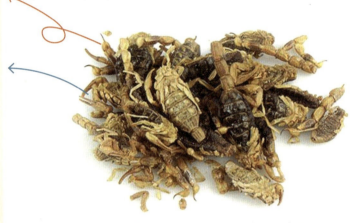

因有毒，用量不宜过大，妊娠期女性禁用。

主治

用于肝风内动，痉挛抽搐，小儿惊风，中风口喝，半身不遂，破伤风，风湿顽痹，偏正头痛，疮疡，瘰疬。

肝风内动：是指出现眩晕欲仆，震颤，抽搐等症状，多由肝肾阴亏，血不养筋所致。

配伍应用

各种原因之惊风、痉挛抽搐：与蜈蚣同用，即止痉散（《中医浴法与方剂》）。

小儿慢惊风抽搐：与白术、党参、天麻等同用。

风中经络，口眼㖞斜：与白僵蚕、白附子等同用，如牵正散（《杨氏家藏方》）。

诸疮肿毒：用全蝎、栀子，麻油煎黑去渣，入黄蜡为膏外敷，如（《本草纲目》）。

酸枣仁

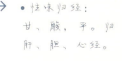

性味归经:
甘、酸，平。归
肝、胆、心经。

🌀 酸枣仁去怔忡之病

【白话解析】

酸枣仁味酸性平，功能养心益肝，为治心神不宁、心悸怔忡的要药。

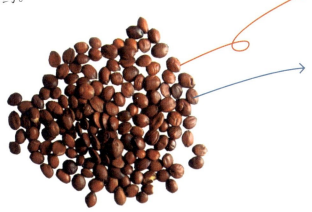

功效:
养心补肝，宁心
安神，敛汗生津。

用量用法:
10～15克，煎服。
研末吞服，每次
1.5～2克。本品
炒后质脆易碎，
便于煎出有效成
分，可增强疗效。

肠滑泄泻、心脾实热、感冒风寒者，不宜服用。

📖 主治

用于虚烦不眠，惊悸多梦，体虚多汗，津伤口渴。

🏺 配伍应用

心悸失眠：与白芍、当归、龙眼肉、何首乌等同用。

肝虚有热之虚烦不眠：与茯苓、知母、川芎等同用，如酸枣仁汤（《金匮要略》）。

心脾气血亏虚，惊悸不安，体倦失眠：与当归、黄芪、党参等同用，如归脾汤（《严氏济生方》）。

心肾不足，阴亏血少，心悸失眠，健忘梦遗：与生地黄、麦冬、远志等合用，如天王补心丹（《摄生秘剖》）。

✏️ 读书笔记

桑寄生

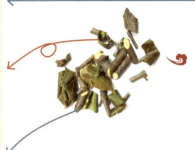

🐚 尝闻桑寄生益血安胎,
且止腰痛

【白话解析】
桑寄生有补肝肾而兼养血安
胎的功效,且善治腰痛。

📖主治
用于风湿痹痛,腰膝酸软,筋骨无力,崩漏经多,妊娠漏
血,胎动不安,头晕目眩。

🍶配伍应用
肝肾亏虚,月经过多,崩漏,妊娠下血,胎动不安: 与阿胶、
当归、续断、香附等同用,如桑寄生散(《证治准绳》);
或配续断、阿胶、菟丝子,如寿胎丸(《医学衷中参西
录》)。

大腹子(槟榔)

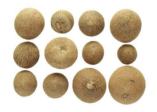

🐚 大腹子去膨下气,
亦令胃和(见槟
榔)

【白话解析】
大腹子即槟榔,能行气利水,善除胀满,又下气消积,可
使肠胃调和。
其功效主治、用量用法、配伍应用详见槟榔。

远志、小草

☙ **远志、小草，俱有宁心之妙**

【白话解析】

远志、小草均有宁心安神的功效。

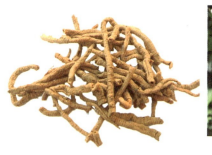

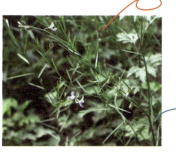

远志 　　　　　　　　小草

功效：
远志：安神益智，交通心肾，祛痰，消肿。小草：祛痰，安神，消肿。

用量用法：
3～10克，煎服。外用：适量。化痰止咳宜炙用。

实热或痰火内盛者，以及有胃溃疡或胃炎者，均慎用。

📖主治

用于心肾不交引起的失眠多梦、健忘惊悸、神志恍惚，咳痰不爽，疮疡肿毒，乳房肿痛。

🧉配伍应用

心肾不交之心神不宁、失眠、惊悸等：与龙齿、茯神、朱砂等同用，如远志丸（《张氏医通》）。

健忘：与茯苓、人参、菖蒲同用，如开心散（《备急千金要方》）；若方中再加茯神，即不忘散（《证治准绳》）。

癫痫昏仆、痉挛抽搐：与天麻、半夏、全蝎等同用。

惊风狂证发作：与郁金、菖蒲、白矾等同用。

✏️ 读书笔记

• 性味归经：
苦，寒。归心、
小肠、膀胱经。

• 功效：
利尿通淋，清心
除烦，通经下乳。

• 用量用法：
3～6克，煎服，
或入丸、散。

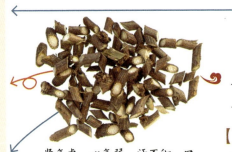

木通

木通、猪苓，尤为
利水之多

肾气虚，心气弱，汗不彻，口
舌燥者，皆禁用。

【白话解析】
木通、猪苓，尤以利水消
肿为多用。

主治
用于小便赤涩，淋浊，水肿，胸中烦热，喉痹咽痛，遍身
拘痛，女性经闭，乳汁不通。

配伍应用
**小儿心热（小肠有火，便亦淋痛，面赤狂躁，口糜舌疮，
咬牙口渴）**：与生地黄、甘草等分为末，入竹叶同煎，如
导赤散（《小儿药证直诀》）。

• 性味归经：
甘、淡，平。归
肾、膀胱经。

• 功效：
利水渗湿。

• 用量用法：
6～12克，煎服。

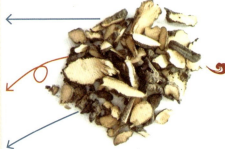

猪苓

木通、猪苓，尤
为利水之多

利水渗湿力强，易于伤阴，无水
湿者忌服。

【白话解析】
木通、猪苓，尤以利水
消肿为多用。

主治
用于小便不利，水肿，泄泻，淋浊，带下。

配伍应用
妊娠从脚至腹肿，小便不利：单用一味猪苓为末，热水调
服（《子母秘录》）。

莲肉(莲子肉)

莲肉有清心醒脾之用

【白话解析】

莲肉即莲子肉，有清心
宁神、醒脾开胃的作用。

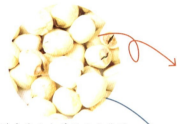

中满痞胀及大便燥结者忌服。

主治

用于脾虚久泻，带下，遗精，心悸失眠。

配伍应用

遗精滑精：与龙骨、芡实等同用，如金锁固精丸（《医方
集解》）。

* 性味归经：
甘、涩，平。归
脾、肾、心经。

* 功效：
补脾止泻，止带，
益肾固精，养心
安神。

* 用量用法：
6～15克，煎服，
去心打碎用。

没药

没药乃治疮散血之科

【白话解析】

没药善治疮痈瘀肿，
为活血散血之品。

胃弱者慎用，妊娠期女性
及无瘀滞者忌用。

主治

用于胸痹心痛，胃脘疼痛，痛经经闭，产后瘀阻，癥瘕腹痛，
风湿痹痛，跌打损伤，痈肿疮疡。

配伍应用

跌打损伤、痈疽肿痛，疮疡溃后久不收口，以及一切瘀滞
痛证：常与乳香相须为用。

* 性味归经：
辛、苦，平。归
心、肝、脾经。

* 功效：
散瘀定痛，消肿
生肌。

* 用量用法：
3～5克，煎服。
炮制去油，多入
丸散用。外用：
适量。

郁李仁

- 性味归经：
辛、苦、甘、平。
归脾、大肠、小
肠经。

- 功效：
润燥滑肠，下气
利水。

- 用量用法：
6～10克，煎服，
打碎入煎。

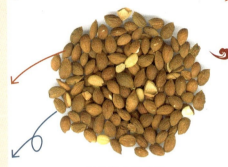

妊娠期女性慎用。

🍃 **郁李仁润肠宣水，
去水肿之疾**

【白话解析】

郁李仁体润滑降，具缓泻
之功，善导大肠燥秘，又
能利小便而退水肿。

📖 **主治**

用于津枯肠燥，食积气滞，

腹胀便秘，水肿，脚气，小便不利。

🥣 **配伍应用**

大肠气滞，肠燥便秘： 与火麻仁、杏仁、柏子仁等润肠药
同用，如五仁丸（《世医得效方》）。

茯神

- 性味归经：
甘、淡、平。归心、
肺、脾、胃经。

- 功效：
宁心，安神，利
水。

- 用量用法：
9～15克，煎服，
或入丸、散。

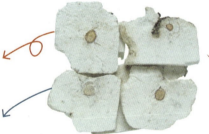

虚寒滑精者慎服。

🍃 **茯神宁心益智，
除惊悸之疴 (kē)**

【白话解析】

茯神宁心益智，善除惊悸。

📖 **主治**

用于心虚惊悸，健忘，失眠，惊痫，小便不利。

🥣 **配伍应用**

心神不定，恍惚不安： 沉香同用，炼蜜丸，食后人参汤下，
如朱雀丸（《是斋百一选方》）。

白茯苓

●性味归经：
甘、淡、平。归心、
肺、脾、肾经。

❥ 白茯苓补虚劳，多在心脾之有眚（shěng）

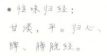

●功效：
利水渗湿，益脾
和胃，宁心安神。

【白话解析】

虚寒精滑、气虚下陷者慎用。

白茯苓补虚劳，健脾渗湿，宁心安神，治病在心脾者。

●用量用法：
10～15克，煎服。

📕 主治

用于水肿尿少，痰饮眩悸，脾虚食少，便溏泄泻，心神不安，惊悸失眠。

 配伍应用

水湿内停所致之水肿、小便不利：常与泽泻、白术、猪苓、桂枝等同用，如五苓散（《伤寒论》）。

赤茯苓

●性味归经：
甘淡，平。归心、
脾、膀胱经。

❥ 赤茯苓破结血，独利水道以无毒

●功效：
行水，利湿热，
益心润肺。

【白话解析】

虚寒精滑或气虚下陷者忌服。

赤茯苓破结血，无毒，功专淡渗，通利水道。

●用量用法：
6～12克，煎服；
或入丸、散。

📕 主治

用于小便不利，淋浊，泻痢。

配伍应用

小便白浊不利，时作痛：与沉香同用为细末，如茯苓汤（《鸡峰普济方》）。

麦芽

- 性味归经:
甘，平。归脾、
胃、肝经。

- 功效:
行气消食，健脾
开胃，回乳消胀。

- 用量用法:
10~15克，煎服，
回乳炒用60克。
生麦芽功偏消食
健胃，炒麦芽多
用于回乳消胀。

因知麦芽有助脾化食之功

【白话解析】

应该知道麦芽有助脾开胃、促进食物消化的功效，尤能
消米面食积。

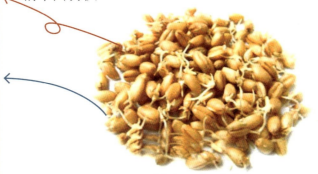

哺乳期女性不宜使用。

主治

用于食积不消，脘腹胀痛，脾虚食少，乳汁郁积，乳房胀
痛，女性断乳，肝郁胁痛，肝胃气痛。生麦芽健脾和胃，
疏肝行气。

配伍应用

米面薯芋类积滞不化：与神曲、山楂、鸡内金同用。

小儿乳食停滞：单用本品煎服或研末服有效。

脾虚食少，食后饱胀：配陈皮、白术同用，如健脾丸（《证
治准绳》）。

妇女断乳或乳汁郁积之乳房胀痛：可单用生麦芽或炒麦芽
120克（或生、炒麦芽各60克），煎服。

肝气瘀滞或肝胃不和之胁痛、脘腹痛等：常与柴胡、川楝
子同用。

读书笔记

小麦

🌀 小麦有止汗养心之力

【白话解析】
小麦有止汗养心的功效。

📖 主治
自汗、盗汗及骨蒸劳热。

🍵 配伍应用
自汗、盗汗：可单用炒焦研末，米汤调服。

气虚自汗：与煅牡蛎、黄芪、麻黄根等同用，如牡蛎散（《太平惠民和剂局方》）。

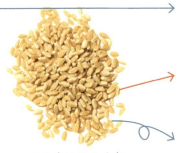

对小麦过敏者忌食。

- 性味归经：甘，凉。归心、脾、胃经。

- 功效：养心，益胃，除热，止渴。

- 用量用法：15～30克，煎服。研末服，3～5克。

白附子

🌀 白附子去面风之游走

【白话解析】
白附子善散头面部游走不定的风邪。

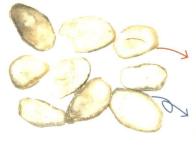

妊娠期女性慎用，生品内服宜慎。

📖 主治
用于中风痰壅，口眼㖞斜，语言涩謇（jiǎn），痰厥头痛，偏正头痛，喉痹咽痛，破伤风。外治瘰疬痰核，毒蛇咬伤。

🍵 配伍应用
中风痰壅：常与天南星、半夏等同用。

- 性味归经：辛，温，有毒。归胃、肝经。

- 功效：祛风痰，定惊搐，解毒散结，止痛。

- 用量用法：一般炮制后用，3～6克。外用生品适量捣烂，熬膏或研末以酒调敷患处。外用：适量。

大腹皮

- 性味归经：
辛，微温。归脾、胃、大肠、小肠经。

- 功效：
行气宽中，行水消肿。

- 用量用法：
5～10克，煎服。

大腹皮治水肿之泛溢

【白话解析】

大腹皮善治水肿之泛溢肌肤。

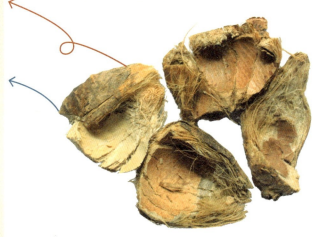

气虚者慎用。

主治

用于湿阻气滞，脘腹胀闷，大便不爽，水肿胀满，脚气水肿，小便不利。

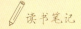
读书笔记

配伍应用

食积气滞之脘腹痞胀，嗳气吞酸、大便秘结或泻而不爽：与麦芽、山楂、枳实等同用。

湿阻气滞之脘腹胀满：与藿香、厚朴、陈皮等同用。

水湿外溢，皮肤水肿，小便不利：与五加皮、茯苓皮等同用，如五皮饮（《证治准绳》）。

脚气肿痛，二便不通：与木通、桑白皮、牵牛子等同用。

椿根白皮（椿皮）

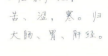

● 性味归经：
苦、涩，寒。归
大肠、胃、肝经。

椿根白皮主泻血

【白话解析】

椿根皮为清热燥湿的药物，具有收敛固涩作用，故能止泻、止血固经。

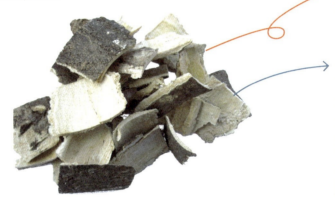

脾胃虚寒者慎用。

● 功效：
清热燥湿，收敛止
带，止泻，止血。

● 用量用法：
6～9克，煎服。
外用：适量。

主治

用于赤白带下，湿热泻痢，久泻久痢，便血，崩漏。

配伍应用

湿热下注，带脉失约而致赤白带下：与黄柏等同用，如樗（chū）树根丸（《摄生众妙方》）。

久泻久痢：与母丁香、诃子同用，如诃梨勒丸（《脾胃论》）。

疾痢：与地榆同用，如椿根散（《鲁府禁方》）。

崩漏、月经过多：与黄芩、黄柏、龟甲、白芍等同用，如固经丸（《医学入门》）。

便血痔血：单用本品为丸服；或与升麻、侧柏叶、白芍等同用，如椿皮丸（《丹溪心法》）。

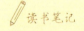

读书笔记

桑根白皮（桑白皮）

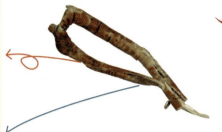

肺虚无火之喘嗽慎服。

- 性味归经：
  甘，寒。归肺经。

- 功效：
  泻肺平喘，利水
  消肿。

- 用量用法：
  6～12克，煎服。泻
  肺利水，平肝清
  火宜生用，肺虚
  咳嗽宜蜜炙用。

🌀 桑根白皮主喘息

【白话解析】

桑根白皮又名桑白
皮，用于治疗肺热咳
嗽、喘逆痰多等症。

📖 主治

用于肺热喘咳，水肿胀满尿少，面目肌肤水肿。

🏺 配伍应用

肺热咳喘：常与地骨皮同用，如泻白散（《小儿药证直
诀》）。

桃仁

妊娠期女性慎用。

- 性味归经：
  苦、甘，平。归
  心、肝、大肠经。

- 功效：
  活血祛瘀，润肠
  通便，止咳平喘。

- 用量用法：
  4.5～9克，煎服。

🌀 桃仁破瘀血兼
治腰痛

【白话解析】

桃仁苦降破血散瘀，
兼治瘀血阻滞的腰痛。

📖 主治

用于经闭，痛经，癥瘕痞块，跌扑损伤，肠燥便秘。

🏺 配伍应用

肺痈：可与芦根、薏苡仁同用。

肠痈：可与大黄、牡丹皮同用。

癥瘕结块：可与大黄、蟅虫等同用。

神曲

🌀 神曲健脾胃而进饮食

【白话解析】
神曲健脾和胃，消食调中，增进食欲。

📋 主治
用于饮食停滞，胸痞腹胀，呕吐泻痢，产后瘀血腹痛，小儿腹大坚积。

🏺 配伍应用
时暑暴泻及饮食所伤，胸膈痞闷：与苍术等分，面糊为丸服，如曲术丸（《太平惠民和剂局方》）。

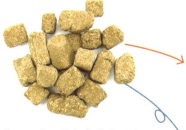

脾阴不足、胃火盛者及妊娠期女性慎服。

● 性味归经：
甘、辛，温。归脾、胃经。

● 功效：
健脾和胃，消食调中。

● 用量用法：
6～12克，煎服；或研末入丸、散。

五加皮

🌀 五加皮坚筋骨以立行

【白话解析】
五加皮强筋壮骨以助站立行走。

📋 主治
用于风湿痹痛，筋骨痿软，小儿行迟，体虚乏力，水肿，脚气。

🏺 配伍应用
风湿痹证，腰膝疼痛，筋脉拘挛：可单用或配伍当归、牛膝等，如五加皮酒（《本草纲目》）；也可与木瓜、防己同用，如五加皮散（《沈氏尊生书》）。

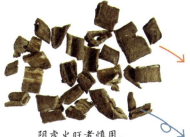

阴虚火旺者慎用。

● 性味归经：
辛、苦，温。归肝、肾经。

● 功效：
祛风除湿，补益肝肾，强筋壮骨。

● 用量用法：
5～10克，煎服，或酒浸入丸散服。

柏子仁

柏子仁养心神而有益

【白话解析】

柏子仁质地滋润，可滋养阴血，有很好的养心安神功效。

● 功效：
养心安神，润肠
通便，止汗。

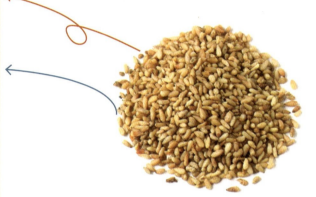

便溏及痰多者慎用。

● 用量用法：
3~10克，煎服，大
便溏者宜用柏子仁
霜代替柏子仁。

主治

用于阴血不足，虚烦失眠，心悸怔忡，肠燥便秘，阴虚盗汗。

配伍应用

**心阴不足，心血亏虚，心神失养之心悸怔忡、虚烦不眠、
头晕健忘等：**与人参、白术、五味子等同用，如柏子仁丸
（《普济本事方》）；也可与当归、酸枣仁、茯神等同用，
如养心汤（《仁斋直指方论》）。

心肾不交之心悸不宁、心烦少寐、梦遗健忘：以本品配伍
麦冬、石菖蒲、熟地黄等以补肾养心，交通心肾，如柏子
养心丸（《体仁汇编》）。

阴虚血亏，老年、产后等肠燥便秘证：常与松子仁、郁李
仁、杏仁等同用，如五仁丸（《世医得效方》）。

✏ 读书笔记

安息香

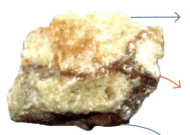

🌀 抑又闻安息香辟恶，
且止心腹之痛

阴虚火旺者慎用。

【白话解析】

又听说安息香芳香辟除秽恶邪气，且善止心腹疼痛。

 主治

用于中风痰厥，气郁暴厥，中恶昏迷，心腹疼痛，产后血
晕，小儿惊风。

🏺 **配伍应用**

**脑卒中、头昏、胸腹满痛等寒浊或痰湿闭阻气机、蒙蔽神
明之寒闭神昏：**与麝香、苏合香、檀香等组成温开之剂，
如苏合香丸（《太平惠民和剂局方》）。

● 性味归经：
辛、苦、平。归
心、脾经。

● 功效：
开窍醒神，行气
活血，止痛。

● 用量用法：
0.6～1.5克，多
入丸散用。

冬瓜仁（冬瓜子）

🌀 **冬瓜仁醒脾，实为饮食之资**

【白话解析】

冬瓜仁醒脾开胃增进食欲，也可作为
饮食的补充。

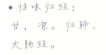

脾胃虚弱者禁用。

主治

用于肺热咳嗽、肺痈、肠痈。

🏺 **配伍应用**
咳有微热，烦满，胸中甲错，是为肺痈：与苇茎、薏苡仁、
桃仁同用，如千金苇茎汤（《金匮要略》）。

● 性味归经：
甘、凉。归肺、
大肠经。

● 功效：
清肺，化痰，排
脓，利水。

● 用量用法：
3～12克，煎服，或
研末。外用：煎水
洗或研膏涂敷。

胸中甲错：指胸部
皮肤变得如鱼鳞般
干燥，这是肺痈的
特征之一。

僵蚕

僵蚕治诸风之喉闭

【白话解析】

僵蚕能疏散风热,兼有解毒利咽之功,尤适用于咽喉肿痛、脑卒中喉闭失音等症状。

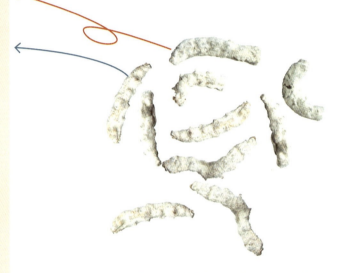

心绪不宁、血虚生风者之实证不宜使用。

主治

用于惊风抽搐,咽喉肿痛,皮肤瘙痒,面神经麻痹。

配伍应用

中风口眼㖞斜,半身不遂: 与白附子、全蝎各等分为细末,热酒调下,如牵正散(《杨氏家藏方》)。

头风: 白僵蚕(去丝、嘴)、良姜等分为细末,白梅茶清调下(《是斋百一选方》)。

百合

百合敛肺痨之嗽萎

【白话解析】

百合甘寒，能敛肺润燥，治疗肺燥或肺热咳嗽等。

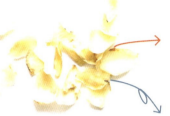

风寒咳嗽、中寒便溏者忌服。

 主治

用于阴虚燥咳，劳嗽咳血，血虚惊悸，失眠多梦，精神恍惚。

 配伍应用

阴虚肺燥有热之干咳少痰、咳血或咽干音哑等： 与款冬花配伍，如百花膏（《严氏济生方》）。

- 性味归经：
  甘，寒。归肺、心经。

- 功效：
  养阴润肺，清心安神。

- 用量用法：
  6～12克，煎服。蜜炙可增加润肺作用。

赤小豆

赤小豆解热毒，疮肿宜用

【白话解析】

赤小豆能清热解毒、消肿排脓，适用于疮疡肿毒之症。

阴虚而无湿热者及小便清长者忌食。

主治

用于水肿胀满，脚气肢肿，黄疸尿赤，风湿热痹，痈肿疮毒，肠痈腹痛。

配伍应用

水肿胀满、脚气水肿： 可单味煎服，或与猪苓、泽泻、茯苓皮等同用。

- 性味归经：
  甘，酸，平。归心、小肠经。

- 功效：
  利水消肿，解毒排脓。

- 用量用法：
  9～30克。外用适量，研末调敷。

肠痈：痈疽之发肠部者，属急腹症范畴。

枇杷叶

- 性味归经：
苦，微寒。归肺、胃经。

- 功效：
清肺止咳，降逆止呕。

- 用量用法：
6～10克，煎服。止咳宜炙用，止呕宜生用。

🐚 枇杷叶下逆气，哕呕可医

【白话解析】

枇杷叶能清泄肺热而化痰下气，又有清泄苦降之功，可和胃降逆而止哕呕。

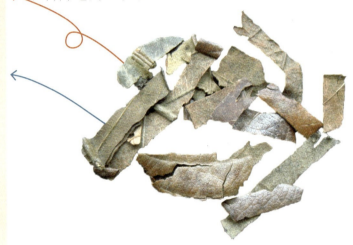

风寒咳嗽或胃寒呕吐者慎服。

📖主治

用于肺热咳嗽，气逆喘急，胃热呕逆，烦热口渴。

🏺配伍应用

肺热咳嗽，气逆喘急：可单用制膏服用；或与黄连、黄柏、桑白皮等同用，如枇杷清肺饮（《医宗金鉴》）。

燥热咳喘，咯痰不爽，口干舌红：宜与宣燥润肺之品麦冬、桑叶、阿胶等同用，如清燥救肺汤（《医门法律》）。

胃热呕吐，哕逆：常与竹茹、陈皮等同用。

✏️ 读书笔记

连翘

● 性味归经：
苦，微寒。归肺、
心、小肠经。

❧ 连翘排疮脓与肿毒

【白话解析】

连翘功能清热解毒、消肿散结，可治疗疮疡肿毒、瘰疬等症。

● 功效：
清热解毒，消肿
散结，疏风散热。

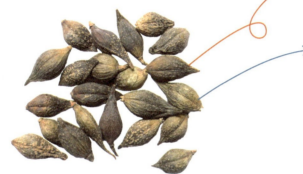

● 用量用法：
6～15克，煎服。

脾胃虚寒及大便溏泄者不宜用。

📖 主治

用于痈疽，瘰疬，乳痈，丹毒，风热感冒，温病初起，温热入营，高热烦渴，热淋涩痛。

丹毒：一种发肤
病，患部突然发
肤鲜红成片，灼
烧肿胀。

🏺 配伍应用

痈肿疮毒：常与金银花、野菊花、蒲公英等解毒消肿之品同用；若疮痈红肿未溃，常与皂角刺、蒲公英配伍，如加减消毒散（《外科真诠》）；若疮疡脓出、红肿溃烂，常与天花粉、牡丹皮同用，如连翘解毒汤（《疡医大全》）。

痰火郁结，瘰疬痰核：常与夏枯草、玄参、浙贝母、牡蛎等同用。

风热外感或温病初起，头痛发热、口渴咽痛：常与薄荷、金银花、牛蒡子等同用，如银翘散（《温病条辨》）。

石楠叶

- 性味归经：
辛、苦、平，有小
毒。归肝、肾经。

- 功效：
祛风湿，通经络，
益肾气。

🌿 **石楠叶利筋骨与毛皮**

【白话解析】
石楠叶功善通利并强健筋
骨，疏散皮毛之风邪。

避免过量、长期服用，妊娠
期女性或处于经期者慎用。

- 用量用法：
10～15克，煎服。
外用：适量。

📖 **主治**
用于风湿筋骨痛，阳痿遗精。

🏺 **配伍应用**
风湿痹证：可与黄芪、肉桂、鹿茸、枸杞子等同用，如石
楠丸（《圣济总录》）；或配海桐皮、骨碎补、五加皮、
续断等。

谷芽

- 性味归经：
甘，温。归脾、
胃经。

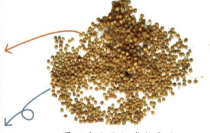

🌿 **谷芽养脾**

【白话解析】
谷芽善和中消食、健
脾开胃。

- 功效：
和中消食，健脾
开胃。

胃下垂及无积滞者忌用。

- 用量用法：
9～15克，煎服。
生用长于和中，
炒用偏于消食。

📖 **主治**
用于食积不消，腹胀口臭，脾胃虚弱，不饥食少。炒稻芽
偏于消食，用于不饥食少。焦稻芽善化积滞，用于积滞
不消。

🏺 **配伍应用**
米面薯芋食滞及脾虚食少：常与麦芽相须为用，以提高
疗效。

阿魏

阿魏除邪气而破积

【白话解析】

阿魏善除邪气，破积聚。

- 性味归经：
  苦、辛，温。归
  脾、胃经。

- 功效：
  消积，化癥，散痞，
  杀虫。

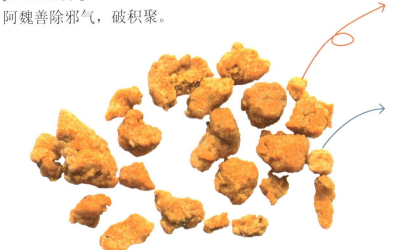

- 用量用法：
  内服：1～1.5克，
  多入丸、散，不
  宜入煎剂。外用：
  适量，多入膏药。

脾胃虚弱者及妊娠期女性忌用。

主治

用于肉食积滞，瘀血癥瘕，腹中痞块，虫积腹痛。

配伍应用

腹中痞块，瘀血癥瘕等： 与三棱、白芥子等同用；也可配伍肉桂、雄黄、乳香等，制成硬膏外敷，如阿魏化痞膏（《证治准绳》）。

各种食积，尤善治肉食积滞： 常与黄连、山楂、连翘同用，如阿魏丸（《杂病源流犀烛》）。

读书笔记

紫河车

- 性味归经:
甘、咸、温。归肺、肝、肾经。

- 功效:
温肾补精, 益气养血。

- 用量用法:
2~3克, 研末装胶囊服, 也可入丸、散。如用鲜胎盘, 每次半个至1个, 水煮服食。

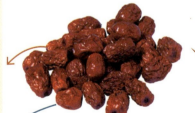

阴虚火旺不宜服用。

🌀 紫河车补血

【白话解析】
紫河车功善大补精、气、血。

📗 主治
用于虚劳羸瘦, 阳痿遗精, 不孕少乳, 久咳虚喘, 骨蒸劳嗽, 面色萎黄, 食少气短。

🍯 配伍应用
阳痿遗精, 腰酸, 头晕, 耳鸣: 单用有效, 也可与补益药同用。

大枣

- 性味归经:
甘, 温。归脾、胃经。

- 功效:
补中益气, 养血安神。

- 用量用法:
6~15克, 劈破煎服。

实热、湿热、痰热诸不宜服用。

🌀 大枣和药性以开脾

【白话解析】
大枣甘温和缓, 调和药性, 又能补益脾气。

📗 主治
用于脾虚食少, 乏力便溏, 女性脏躁。

🍯 配伍应用
脾气虚弱, 消瘦、倦怠乏力、便溏等: 单用有效; 若气虚乏力较甚, 宜与白术、人参等补脾益气药配伍。

鳖甲

● 性味归经：
咸，微寒。归肝、肾经。

🌀 **然而鳖甲治劳疟，兼破癥瘕**

【白话解析】
鳖甲能滋肝肾之阴而潜纳浮阳，治骨蒸劳热、久疟，兼能破除癥瘕。

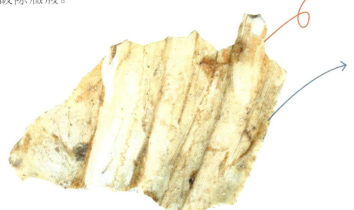

脾胃虚寒、阴虚火旺、肝肾阴虚者及妊娠期女性不宜用。

● 功效：
滋阴潜阳，退热除蒸，软坚散结。

● 用量用法：
9～24克，煎服，宜先煎。本品经砂炒醋淬后，有效成分更容易煎出；并可去其腥气，易于粉碎，方便制剂。

📖 **主治**

用于阴虚发热，骨蒸劳热，阴虚阳亢，头晕目眩，虚风内动，手足瘛疭，经闭，癥瘕，久疟疟母。

久疟疟母：指疟疾久延不愈，导致脾大的一种疾病。

🥣 **配伍应用**

温病后期，阴液耗伤，邪伏阴分，夜热早凉，热退无汗：与生地黄、牡丹皮、青蒿等同用，如青蒿鳖甲汤（《温病条辨》）。

阴血亏虚，骨蒸潮热：与地骨皮、秦艽等同用。

阴虚阳亢，头晕目眩：与牡蛎、生地黄、菊花等同用。

阴虚风动，手足抽动：与生地黄、阿胶、麦冬等同用。

龟甲

性味归经：
咸、甘，微寒。
归肝、肾、心经。

功效：
滋阴潜阳，益肾
健骨，养血补心，
固精止崩。

用量用法：
9～24克，煎服。
宜先煎。本品经
砂炒醋淬后，更
容易煎出有效成
分，并除去腥
气，便于制剂。

龟甲坚筋骨，更疗崩疾

【白话解析】

龟甲能益肾阴而健筋骨，滋阴益血，善治血热所致的崩漏等症。

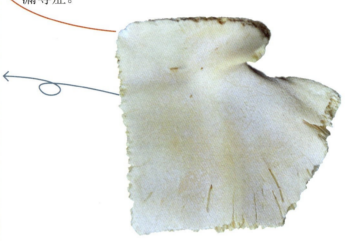

脾胃虚寒者及妊娠期女性不宜服用。

主治

用于阴虚潮热，骨蒸盗汗，头晕目眩，虚风内动，筋骨痿软，心虚健忘，崩漏经多。

配伍应用

阴虚阳亢，阴虚内热，虚风内动：与白芍、天冬、牡蛎等同用，如镇肝熄风汤（《医学衷中参西录》）。

阴虚内热，骨蒸潮热，盗汗遗精：与知母、熟地黄、黄柏同用，如大补阴丸（《丹溪心法》）。

阴虚风动，神倦心疲：与鳖甲、阿胶、生地黄等同用，如大定风珠（《温病条辨》）。

虚风内动：是由
阴虚、血虚导致，
表现为手足蠕
动，甚至瘛疭。

阴虚风动：指肝
阴亏虚，虚风内
动，以手足震颤、
蠕动，肢体抽搐、
眩晕与虚热症状
为主要表现。

乌梅

❧ 乌梅主便血疟痢之用

【白话解析】
乌梅为清凉收涩之品，
治便血、久泻、久痢多选用。

📖 主治
用于肺虚久咳，久泻久痢，虚热消渴，蛔厥呕吐腹痛。

🏺 配伍应用
肺虚久咳： 与杏仁、罂粟壳等同用，如一服散（《世医得效方》）。

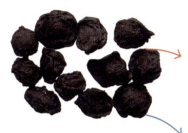

表邪、实热积滞者不宜用。

- 性味归经：
酸、涩、平。归肝、脾、肺、大肠经。

- 功效：
敛肺，涩肠，生津，安蛔。

- 用量用法：
6～12克，大剂量可用至30克，煎服。外用：适量，捣烂或炒炭研末外敷。止泻、止血宜炒炭用。

竹沥

❧ 竹沥治中风声音之失

【白话解析】
竹沥性味甘寒，清热化痰，用于治疗中风昏迷、痰涎壅塞、不能言语等症。

📖 主治
用于脑卒中痰壅，肺热喘咳，热病烦躁。

🏺 配伍应用
肺热痰多咳嗽、气喘胸闷，以及脑卒中昏迷、痰涎壅塞：
常与生姜汁同用。

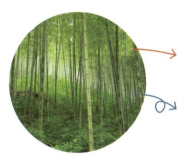

寒嗽及脾虚便溏者忌服。

- 性味归经：
甘、苦、寒。归心、肝、肺经。

- 功效：
清热豁痰，镇惊利窍。

- 用量用法：
30～60毫升，冲服；入丸剂或熬膏。

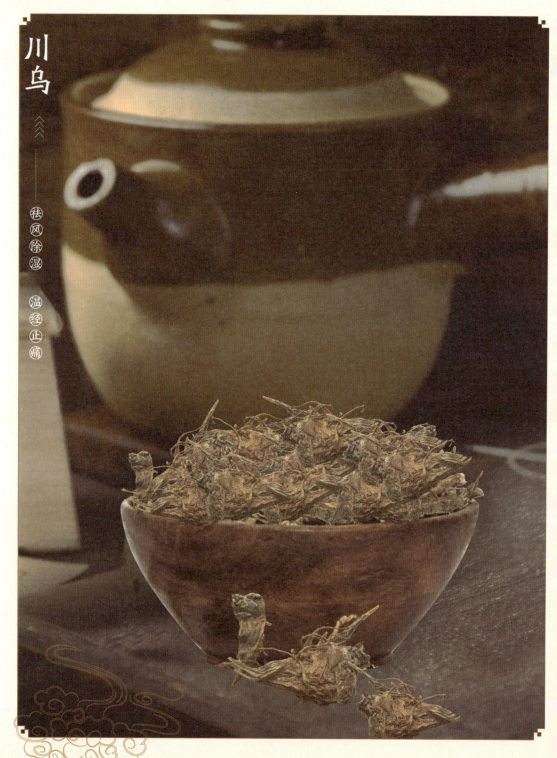

川乌

祛风除湿 温经止痛

附录

十九畏歌

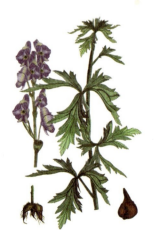

巴豆

硫黄原是火中精，朴硝一见便相争，
水银莫与砒霜见，狼毒最怕密陀僧，
巴豆性烈最为上，偏与牵牛不顺情，
丁香莫与郁金见，牙硝难合京三棱，
川乌草乌不顺犀，人参最怕五灵脂，
官桂善能调冷气，若逢石脂便相欺。
大凡修合看顺逆，炮爁炙煿莫相依。

妊娠服药禁歌

蚖斑水蛭及虻虫，乌头附子配天雄，
野葛水银并巴豆，朱膝薏苡并蜈蚣，
棱莪赭石芫花麝，大戟蝉蜕黄雌雄，
砒石硝黄牡丹桂，槐花牵牛皂角同，
半夏南星兼通草，瞿麦干姜桃木通，
硇砂干漆蟹爪甲，地胆茅根与䗪虫。

十八反歌

本草明言十八反，
半蒌贝蔹及攻乌，
藻戟遂芫俱战草，
诸参辛芍叛藜芦。

六陈歌

枳壳陈皮半夏齐，
麻黄狼毒及吴萸；
六般之药宜陈久，
入药方知奏效奇。

川乌

药性赋辑录

寒性药

诸药赋性，此类最寒。

犀角解乎心热，羚羊清乎肺肝。

泽泻利水通淋而补阴不足，海藻散瘿破气而治疝何难。

闻之菊花能明目清头风，射干疗咽闭而消痈毒。

薏苡理脚气而除风湿，藕节消瘀血而止吐衄。

瓜蒌子下气润肺喘兮，又且宽中；车前子止泻利小便兮，尤能明目。

是以黄柏疮用，兜铃嗽医。

地骨皮有退热除蒸之效，薄荷叶宜消风清肿之施。

宽中下气，枳壳缓而枳实速也；疗肌解表，干葛先而柴胡次之。

百部治肺热，咳嗽可止；栀子凉心肾，鼻衄最宜。

玄参治热结毒痈，清利咽膈；升麻消风热肿毒，发散疮痍。

尝闻腻粉抑肺而敛肛门，金箔镇心而安魂魄。

茵陈主黄疸而利水，瞿麦治热淋之有血。

朴硝通大肠，破血而止痰癖；石膏治头痛，解肌而消烦渴。

前胡除内外之痰实，滑石利六腑之涩结。

天门冬止嗽，补血涸而润心肝；麦门冬清心，解烦渴而除肺热。

又闻治虚烦，除哕呕，须用竹茹；通秘结，导瘀血，必资大黄。

宣黄连治冷热之痢，又厚胃肠而止泻；

淫羊藿疗风寒之痹，且补阴虚而助阳。

茅根止血与吐衄，石韦通淋于小肠。

熟地黄补血且疗虚损，生地黄宣血更医眼疮。

赤芍药破血而疗腹痛，烦热亦解；白芍药补虚而生新血，温热尤良。

若乃消肿满逐水于牵牛，除热毒杀虫于贯众。

金铃子治疝气而补精血，萱草根治五淋而消乳肿。

侧柏叶治血山崩漏之疾，香附子理气血妇人之用。

地肤子利膀胱，可洗皮肤之风；山豆根解热毒，能止咽喉之痛。

白鲜皮去风治筋弱，而疗足顽痹，旋覆花明目治头风，而消痰嗽壅。

又况荆芥穗清头目便血，疏风散疮之用；

瓜蒌根疗黄疸毒痈，消渴解痰之忧。

地榆疗崩漏，止血止痢；昆布破疝气，散瘿散瘤。

疗伤寒，解虚烦，淡竹叶之功倍；除结气，破瘀血，牡丹皮之用同。

知母止嗽而骨蒸退，牡蛎涩精而虚汗收。

贝母清痰止咳嗽而利心肺，桔梗开肺利胸膈而治咽喉。

若夫黄芩治诸热，兼主五淋；
槐花治肠风，亦医痔痢。
常山理痰结而治温疟，葶苈泻肺
喘而通水气。
此六十六种药性之寒者也。

热性药

药有温热，又当审详。
欲温中以荜茇，用发散以生姜。
五味子止嗽痰，且滋肾水；
腽肭脐疗痨瘵，更壮元阳。
原夫川芎祛风湿，补血清头；
续断治崩漏，益筋强脚。
麻黄表汗以疗咳逆，韭子壮阳而医
白浊。
川乌破积，有消痰治风痹之功；
天雄散寒，为祛湿助精阳之药。
观夫川椒达下，干姜暖中。
胡芦巴治虚冷之疝气，生卷柏破
癥瘕而血通。
白术消痰壅，温胃，兼止吐泻；
菖蒲开心气，散冷，更治耳聋。
丁香快脾胃而止吐逆，良姜止心
气痛之攻冲。
肉苁蓉填精益肾，石硫黄暖胃
驱虫。
胡椒主祛痰而除冷，秦椒主攻痛而
祛风。
吴茱萸疗心腹之冷气，灵砂定心
脏之怔忡。
盖夫散肾冷，助脾胃，须荜澄茄；
疗心痛，破积聚，用蓬莪术。
缩砂止吐泻安胎，化酒食之剂；
附子疗虚寒反胃，壮元阳之力。
白豆蔻治冷泻，疗痈止痛于乳香。
红豆蔻止吐酸，消血杀虫于干漆。
岂知鹿茸生精血，腰脊崩漏之均
补；
虎骨壮筋骨，寒湿毒风之并祛。
檀香定霍乱，而心气之痛愈；
鹿角秘精髓，而腰脊之痛除。
消肿益血于米醋，下气散寒于
紫苏。
扁豆助脾，则酒有行药破结之用。
麝香开窍，则葱为通中发汗之需。
尝观五灵脂治崩漏，理血气之
刺痛；
麒麟竭止血出，疗金疮之伤折。
麋茸壮阳以助肾，当归补虚而
养血。
乌贼骨止带下，且除崩漏目翳；
鹿角胶住血崩，能补虚羸劳绝。
白花蛇治瘫痪，疗风痒之癣疹；
乌梢蛇疗不仁，去疮疡之风热。
乌药有治冷气之理，禹余粮乃疗
崩漏之因。
巴豆利痰水，能破寒积；
独活疗诸风，不论久新。
山茱萸治头晕遗精之药，白石英
医咳嗽吐脓之人。
厚朴温胃而去呕胀，消痰亦验；
肉桂行血而疗心痛，止汗如神。
是则鲫鱼有温胃之功，代赭乃
镇肝之剂。
沉香下气补肾，定霍乱之心痛；
橘皮开胃去痰，导壅滞之逆气。
此六十六种药性之热者也。

温性药

温药总括，医家素谙。
木香理乎气滞，半夏主于湿痰。
苍术治目盲，燥脾去湿宜用；
萝卜去膨胀，下气治面尤堪。
况夫钟乳粉补肺气，兼疗肺虚；
青盐治腹痛，且滋肾水。
山药而腰湿能医，阿胶而痢嗽皆止。
赤石脂治精浊而止泄，兼补崩中；
阳起石暖子宫以壮阳，更疗阴痿。诚以紫菀治嗽，防风祛风。
苍耳子透脑止涕，威灵仙宣风通气。
细辛去头风，止嗽而疗齿痛；
艾叶治崩漏，安胎而医痢红。
羌活明目祛风，除湿毒肿痛；
白芷止崩治肿，疗痔瘘疮痈。
若乃红蓝花通经，治产后恶血之余；
刘寄奴散血，疗烫火金疮之苦。
减风湿之痛则茵芋叶，疗折伤之症则骨碎补。
藿香叶辟恶气而定霍乱，草果仁温脾胃而止呕吐。
巴戟天治阴疝白浊，补肾尤滋；
元胡索理气痛血凝，调经有助。
尝闻款冬花润肺，祛痰嗽以定喘；

肉豆蔻温中，止霍乱而助脾。
抚芎走经络之痛，何首乌治疮疥之资。
姜黄能下气，破恶血之积；
防己宜消肿，祛风湿之施。
藁本除风，主妇人阴痛之用；
仙茅益肾，扶元气虚弱之衰。
乃曰破故纸温肾，补精髓与劳伤；
宣木瓜入肝，疗脚气并水肿。
杏仁润肺燥，止嗽之剂；茴香治疝气，肾病之用。
诃子生精止渴，兼疗滑泄之疴；
秦艽攻风逐水，又除肢节之痛。
槟榔豁痰而逐水，杀寸白虫；
杜仲益肾而添精，去腰膝重。
当知紫石英疗惊悸崩中之疾，橘核仁治腰痛疝气之疾。
金樱子兮涩精，紫苏子兮下气涎。
淡豆豉发伤寒之表，大小蓟除诸血之鲜。
益智安神，治小便之频数；
麻仁润肺，利六腑之燥坚。
抑又闻补虚弱、排疮脓，莫若黄芪；
强腰脚、壮筋骨，无如狗脊。
菟丝子补肾以明目，马蔺花治疝而有益。
此五十四种药性之温者也。

平性药

详论药性，平和惟在。
以硇砂而去积，用龙齿以安魂。
青皮快膈除膨胀，且利脾胃；
芡实益精治白浊，兼补真元。

原夫木贼草去目翳，崩漏亦医；
花蕊石治金疮，血行即却。
决明和肝气，治眼之剂；
天麻主头眩，祛风之药。

甘草和诸药而解百毒，盖以性平；
石斛平胃气而补肾虚，更医脚弱。
观乎商陆治肿；覆盆益精。
琥珀安神而破血；朱砂镇心而有灵。
牛膝强足补精，兼疗腰痛；
龙骨止汗住泄，更治血崩。
甘松理风气而痛止，蒺藜疗风疮而目明。
人参润肺宁心，开脾助胃；蒲黄止崩治衄，消瘀调经。
岂不知南星醒脾，祛惊风痰吐之忧；
三棱破积，除血块气滞之症。
没食主泄泻而神效，皂角治风痰而响应。
桑螵蛸疗遗精之泄，鸭头血医水肿之盛。
蛤蚧治劳嗽，牛蒡子疏风壅之痰。
全蝎主风瘫，酸枣仁去怔忡之病。
尝闻桑寄生益血安胎，且止腰痛；
大腹子去膨下气，亦令胃和。
小草、远志，俱有宁心之妙；
木通、猪苓，尤为利水之多。
莲肉有清心醒脾之用，没药乃治疮散血之科。
郁李仁润肠宣水，去水肿之疾；
茯神宁心益智，除惊悸之疴。

白茯苓补虚劳，多在心脾之有眚；
赤茯苓破结血，独利水道以无毒。
因知麦芽有助脾化食之功，小麦有止汗养心之力。
白附子去面风之游走，大腹皮治水肿之泛溢。
椿根白皮主泻血，桑根白皮主喘息。
桃仁破瘀血兼治腰痛，神曲健脾胃而进饮食。
五加皮坚筋骨以立行，柏子仁养心神而有益。
抑又闻安息香辟恶，且止心腹之痛；
冬瓜仁醒脾，实为饮食之资。
僵蚕治诸风之喉闭，百合敛肺痨之嗽萎。
赤小豆解热毒，疮肿宜用；
枇杷叶下逆气，哕呕可医。
连翘排疮脓与肿毒，石楠叶利筋骨与毛皮。
谷芽养脾，阿魏除邪气而破积；
紫河车补血，大枣和药性以开脾。
然而鳖甲治劳疟，兼破癥瘕；
龟甲坚筋骨，更疗崩疾。
乌梅主便血疟疾之用，竹沥治中风声音之失。
此六十八种药性之平者也。